明理辨证——于秀梅医案选

主编　于秀梅　陈海霞　丁云东　王英秀

U0305396

世界图书出版公司

图书在版编目（CIP）数据

明理辨证：于秀梅医案选 / 于秀梅等主编 . -- 北京：世界图书出版公司，2021.12

ISBN 978-7-5192-9340-6

Ⅰ . ①明… Ⅱ . ①于… Ⅲ . ①医案—汇编—中国—现代 Ⅳ . ① R249.7

中国版本图书馆 CIP 数据核字（2021）第 280236 号

书　　　名	明理辨证：于秀梅医案选
（汉语拼音）	MINGLI BIANZHENG: YU XIUMEI YI'AN XUAN
主　　　编	于秀梅　陈海霞　丁云东　王英秀
总 策 划	吴　迪
责 任 编 辑	韩　捷　崔志军
装 帧 设 计	刘　琦
出 版 发 行	世界图书出版公司长春有限公司
地　　　址	吉林省长春市春城大街 789 号
邮　　　编	130062
电　　　话	0431-86805559（发行）　　0431-86805562（编辑）
网　　　址	http://www.wpcdb.com.cn
邮　　　箱	DBSJ@163.com
经　　　销	各地新华书店
印　　　刷	三河市嵩川印刷有限公司
开　　　本	710 mm × 1000 mm　1/16
印　　　张	11.25
字　　　数	103 千字
印　　　数	1—2 000
版　　　次	2022 年 1 月第 1 版　2022 年 1 月第 1 次印刷
国 际 书 号	ISBN 978-7-5192-9340-6
定　　　价	79.00 元

编委会

主　编

于秀梅　　陈海霞　　丁云东　　王英秀

副主编

贾佑铎　　归艳荣　　宋丹华　　刘　娜
邱海彤　　孟凡东　　翟丽文　　谷右天
谷韵飞

编　委

（按姓氏笔画排序）

丁云东　　于秀梅　　马东如　　王　波
王英秀　　归艳荣　　刘　娜　　邱海彤
谷右天　　谷秋昱　　谷韵飞　　宋丹华
张长浩　　陈海霞　　孟凡东　　贾佑铎
崔潇月　　董科威　　翟丽文

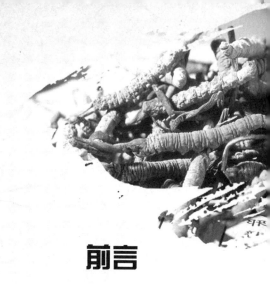

前言

　　按部就班地读完中医大学，就来到中医院从事临床工作，但从学校到医院，从书本到实践，原来书本上描述十分明确的症状，初入临床时，却感到既像这个又像那个，难以一一对应，每每让自己感到无证可辨、无方可用。大多数人时间长了就渐渐放弃了中医辨证，采用方病或方证对应的简单之法处方，虽能取得一定的疗效，但遇到疑难病症之时就难以见效。

　　我丈夫全家都从事中医工作，我的加入让这个中医家庭又多了一名中医（全家六口全部毕业于山东中医药大学）。每日工作之余全家人在一起的时间不是闲玩，而是讨论病例，包括吃饭的时候。每人把工作中遇到的疑难病例说一下，是根据哪些症状怎么辨证用药的，对于各自的疑问，父母则引导我们要如抽丝剥茧那样去分析，这让我的疑问得以解惑，同时他们分享的病例也让我受益匪浅，我学会了如何用中医思路去辨证，少走了很多弯路。后来我成为第四批全国老中医药专家学术经验继承工作继承人，得以跟随父亲谷越涛主任医师（首届山东省名中医药专家、山东名老中医）跟师学习，同时跟随山东中医药大学附属医院张法荣、丁元庆二位老师进行研究生学习。读经典，跟明师，多临床，从书本到实践，再从实践到书本，从无方到有方，再从有方到无方，从日诊三五个患者到每日百余人，从患者疑惑的目光到拖家带口前来求诊，临床之路感悟颇多。虽已独立临床多年，但是每遇棘手病证，必探寻于经典之中或回味老师所治类证，便恍然大悟，倍感中医辨证之重要。

要做一个"明"医，这是老师每每对我的告诫。这个"明"不是名声，而是要明明白白，真正把所看的每一个病用中医辨证思路分析清楚，搞明白。这就是中医传承的真髓吧！今年我的女儿也考上了山东中医药大学，希望她能将其继续传承下去。

这本小册子，是根据我多年以来的临床病例整理而成的，虽涉及临床各科，贵在皆为实录验案，既然有效必有其理，以按语试析之，或未尽达意，但期示人以思路。起初，我并没有出版它的打算，主要是考虑到内容比较零散，系统性不强，另因身份、阅历、感受、认知等各方面的不同，很难达到人人满意，如果贸然变成铅字，难免贻笑大方。

后经老师鼓励，终于鼓起勇气把它拿出来，准备接受读者的检验与批评。本书编者皆为自己的学生，通过大家的努力，虽数易其稿，但也难免有疏漏、不足之处，希望同道提出宝贵意见，以便修订和提高。此书在写作和出版过程中，始终得到诸多师友的支持和帮助，令我难以忘怀。在此，一并表示衷心感谢！

2021 年 8 月于聊城

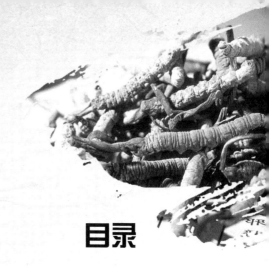

目录

内科

外科

妇科

儿科

耳鼻喉科

后记

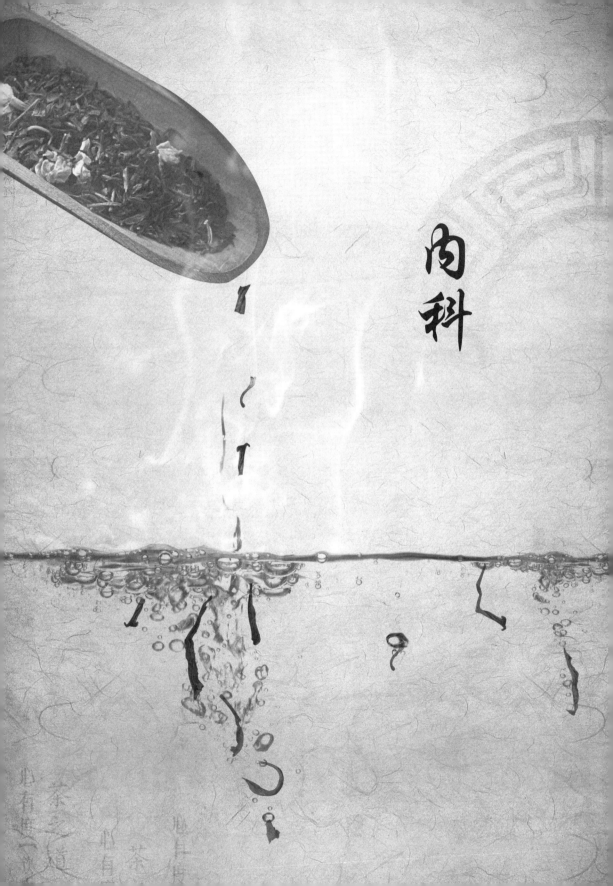

内科

一、肺系病证

 感冒

感冒是感受触冒风邪，邪犯卫表而导致的常见外感疾病，临床表现以鼻塞、流涕、喷嚏、咳嗽、头痛、恶寒、发热、全身不适、脉浮为其特征。感冒又有"伤风""冒风""伤寒""冒寒""重伤风"等名称。早在《黄帝内经》即已有外感风邪引起感冒的论述，如《素问·风论》所载："风之伤人也，或为寒热。"《素问·骨空论》说："风从外入，令人振寒，汗出，头痛，身重，恶寒。"感冒的病位在肺卫，其基本病机是外邪侵袭，是因六淫病邪、时行之邪侵袭肺卫，以致卫表不和、肺失宣肃而为病。故《素问·太阴阳明论》云："伤于风者，上先受之。"西医学中的普通感冒、流行性感冒及其他急性上呼吸道感染而表现感冒特征者，皆可参照本篇内容进行辨证论治。临床需与风温、鼻渊相鉴别。

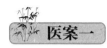 **医案一**

患者：樊某，女，54 岁。2020 年 7 月 14 日初诊。

现病史：患者于 3 日前感受风寒，身恶寒，遇冷打喷嚏，无发热，无咳嗽咳痰，咽无不适。舌质淡红，舌苔薄白，脉沉。

辨证：素体阳虚，外感风寒表证。

治则：助阳解表。

方药：麻黄细辛附子汤加减。麻黄 4g，附子 5g，细辛 3g，荆芥 10g，防风 10g，羌活 10g。颗粒剂，7 剂，冲服，每日 1 剂。

药后诸症消失，病愈。

按语：感冒是由于六淫、时邪病毒侵袭人体而致病。以风邪为主因，因风为六淫之首，流动于四时之中，故外感为病，常以风为先导。外邪侵袭人体是否发病，关键在于卫气强弱，同时与感邪的轻重有关。外邪侵犯肺卫的途径有二，或从口鼻而入，或从皮毛内侵。风性轻扬，为病多犯上焦。故外邪从口鼻、皮毛入侵，肺卫首当其冲，感邪之后，随即出现卫表不和及上焦肺系症状。

本案患者外受风寒，加之素体阳虚，故恶寒，其寒不解；由脉不浮反沉，更知阳气虚弱；卫表不固，风寒犯肺，故遇冷打喷嚏。故予麻黄细辛附子汤为主方以助阳解表。麻黄辛温发汗，散寒解表，附子取其大辛大热之性，温补阳气，助麻黄鼓邪外出，麻黄、附子同用无伤阳之弊，相辅相成；细辛归肝、肾二经，芳香气浓，性善走窜，通彻表里，既能祛风散寒，以助麻黄解表，又可鼓动阳气以协附子助阳散寒。三药并用，使外感风寒之邪得以表散，在里之阳气得以振奋，则阳虚外感可愈。加荆芥、防风、羌活辛温解表发散风寒，以求更快祛除在表风寒之邪。

（孟凡东）

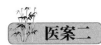 **医案二**

患者：王某，男，49岁。2020年9月25日初诊。

现病史：患者于1日前感受风寒，恶寒，无汗，头痛项强，遇冷则咳，无发热，咽无不适。舌质淡红，舌苔黄白，脉细弦。

辨证：外感风寒湿邪，内有蕴热证。

治则：发汗解表祛湿，兼清里热。

方药：九味羌活汤。羌活10g，防风10g，细辛3g，苍术10g，白芷10g，川芎12g，黄芩10g，生地15g，生甘草6g。颗粒剂，4剂，冲服，每日1剂。

药后诸症消失，病愈。

按语：本案患者为外感风寒湿邪，兼内有蕴热。风寒湿邪侵犯肌表，郁遏卫阳，闭塞腠理，阻滞经络，气血运行不畅，故恶寒，无汗，头痛项强；卫表不固，风寒犯肺，故遇冷则咳；内有蕴热，故舌苔黄白。故治当以发散风寒湿邪为主，清泄里热为辅，予九味羌活汤。方中羌活入太阳经，解表寒，祛风湿；防风辛甘性温，祛风胜湿止痛；苍术入太阴经，辛苦而温，燥湿祛风散寒；细辛、白芷、川芎分别入少阴经、阳明经、少阳经和厥阴经，共助君臣药祛风寒湿邪以除病因，畅行气血以解疼痛；加生地、黄芩用量以清泄里热，并防诸辛温燥烈之品助热伤津，生甘草调和诸药。诸药配伍，主以辛温，少佐寒凉，六经分治。

（孟凡东）

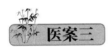

医案三

患者：李某，女，42岁。2020年12月18日初诊。

现病史：患者于1日前受风，鼻塞声重，无恶寒发热，无汗，口不渴，无咳嗽咳痰，咽无不适。舌质淡红，舌苔薄白，脉细弦。

辨证：风寒束表证。

治则：发汗解表，祛风散寒。

方药：荆防败毒散加减。荆芥10g，防风10g，茯苓 15g，枳实 10g，桔梗 10g，柴胡 12g，前胡 10g，羌活 10g，川芎 10g，薄荷 10g，辛夷 10g，白芷 10g，黄芩 10g，生甘草 10g，生姜 6g，菊花 10g，连翘 15g。颗粒剂，7 剂，冲服，每日 1 剂。

药后诸症消失，病愈。

按语：本案患者为外感风寒初起。风寒外束，卫阳被遏，腠理闭塞，肺气不宣，故鼻塞声重。故治当以发汗解表，祛风散寒，予荆防败毒散加减治疗。方中荆芥、防风、羌活辛温解表，发散风寒；辅以柴胡加强解表；川芎活血祛风止痛；前胡、桔梗宣畅肺气；枳实理气宽中；茯苓利湿；生甘草调和诸药；加生姜解表散寒；辛夷、白芷散风寒、通鼻窍；薄荷、连翘、黄芩、菊花疏风解表，清肺通鼻。

（孟凡东）

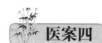

医案四

患者：孟某，男，34 岁。2020 年 10 月 15 日初诊。

现病史：患者恶寒无汗，鼻塞清晨加重，遇冷则流鼻涕、打喷嚏，喷嚏后则舒，无发热，无咳嗽咳痰，咽无不适，小便正常，大便秘结。舌质淡红，舌苔薄白，脉细弦滑。

辨证：表虚不固，外感风邪证。

治则：益气解表。

方药：玉屏风散加减。黄芪 15g，白术 12g，陈皮 10g，荆芥 10g，防风 10g，辛夷 10g，苍耳子 10g，决明子 30g。颗粒剂，7 剂，冲服，每日 1 剂。

药后诸症消失，病愈。

按语：本案患者卫气虚弱，不能温分肉、充皮肤，故腠理空疏而恶寒；卫气虚弱，风寒之邪易乘虚而入，故遇冷流鼻涕、打喷嚏。故治当以益气解表，予玉屏风散加减治疗。黄芪甘温，大补脾肺之气，固表；白术益气健脾，协黄芪益气固表实卫，二药合用，使气旺表实；防风祛风解表，使黄芪固表不留邪；加陈皮理气健脾，助白术益气健脾；荆芥助防风祛风解表；辛夷、苍耳子散风寒，通鼻窍；决明子润肠通便以治大便秘结。

（孟凡东）

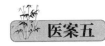
医案五

患者：李某，女，27 岁。2020 年 12 月 18 日初诊。

现病史：患者身沉，头痛，咳嗽，流涕，恶心，进食多则胃痛，体温正常，自觉身热，二便正常。舌质淡红，舌苔薄黄，脉细弦。

辨证：外感风寒，郁而化热证。

治则：解肌清热。

方药：柴葛解肌汤加减。柴胡 12g，葛根 10g，黄芩 10g，白芍 12g，桔梗 10g，生甘草 6g，羌活 12g，白芷 10g，生石膏 30g，大枣 6g，生姜 6g，竹茹 12g。颗粒剂，3 剂，冲服，每日 1.5 剂。

药后诸症消失，病愈。

按语：本案患者为太阳风寒未解，入里化热。寒郁肌腠，卫阳被遏则身沉；表证未解，故见头痛、无汗等症；入里之热初犯阳明，故见进食多则腹急满痛；舌苔薄黄为里有热邪之征。故治当以解肌清热，予柴葛解肌汤加减治疗。葛根味辛性凉，入阳明经，外透肌热，内清郁热；柴胡味辛性寒，入少阳经，祛邪解表退热，二药相须，解肌清热之力著。羌活、白芷辛散发表，止诸痛；黄芩、生石膏清泄里热；桔梗宣畅肺气以祛邪外出；芍药、大枣益阴养血，既防热邪伤阴，又制疏散太过；生姜发散风寒，生甘草调和诸药；加竹茹清热降逆止呕，治胃热胃痛。诸药温清并用，三阳同治，表里兼顾，重在疏泄透散。

（孟凡东）

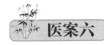 **医案六**

患者：孙某，女，53 岁。2020 年 6 月 9 日初诊。

现病史：患者于 1 日前受风，恶风，咽红，咳嗽，无咳痰，无发热，无汗。舌质淡红，舌苔稍白，脉弱。胸部 CT 示：支气管炎。

辨证：风热犯表证。

治则：辛凉透表，清热解毒。

方药：银翘散加减。金银花 10g，连翘 15g，竹叶 10g，荆芥 10g，牛蒡子 15g，淡豆豉 10g，薄荷 10g，生甘草 6g，桔梗 10g，芦根 10g，杏仁 10g，黄芩 10g。颗粒剂，7 剂，冲服，每日 1 剂。

药后诸症消失，病愈。

按语：本案患者外感风热之邪，卫气被郁，开阖失司，故微恶风寒，无汗；肺位最高，而开窍于鼻，邪自口鼻而入，上犯于肺，肺气失宣，则咳嗽；风热蕴结于肺系门户，故咽红。治当以辛凉透表、清热解毒，予银翘散加减治疗。金银花、连翘气味芳香，能透散卫分表邪，疏散风热；薄荷、牛蒡子味辛性凉，疏散上焦风热，解毒利咽；荆芥、淡豆豉辛而微温，开皮毛以解表散邪；芦根、竹叶清热生津；生甘草合桔梗、牛蒡子宣肃肺气，止咳利咽；加杏仁宣利肺气以止咳；加黄芩清上焦肺热。诸药合用，辛凉辛温相伍，主以辛凉；疏散清解相伍，疏清兼顾。

（孟凡东）

 ## 咳嗽

咳嗽是指肺失宣降，肺气上逆作声，咳吐痰液而言，为肺系疾病的主要证候之一。分而言之，有声无痰为咳，有痰无声为嗽，一般多为痰声并见，难以截然分开，故以咳嗽并称。咳嗽分为外感咳嗽与内伤咳嗽，外感咳嗽系为外感六淫之邪；内伤咳嗽系为饮食、情志等内伤因素致脏腑功能失调，内生病邪。无论外感咳嗽还是内伤咳嗽，均是病邪引起肺气不清失于宣肃，迫气上逆而作咳。早在《黄帝内经》中就对咳嗽的成因、症状、证候分类、病理转归及治疗等问题做了较系统的论述。如《素问·咳论》指出咳嗽系由"皮毛先受邪气，邪气以从其合也"，"五脏六腑皆令人咳，非独肺也。"现代医学中的急慢性支气管炎、部分支气管扩张症、慢性咽炎等以咳嗽为主要表现者可参考本篇进行辨证论治。

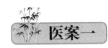 **医案一**

患者：王某，女，65岁。2020年12月11日初诊。

现病史：患者咳嗽1个月余，夜晚加重，喉间有痰，咳之难出，胸膈满闷，鼻干，无涕，无憋喘，自服甘草片，无效。舌质淡红，舌苔薄白，脉弦。

辨证：痰饮郁结，气逆喘咳证。

治则：宣肺祛痰，降气止咳。

方药：射干麻黄汤加减。射干10g，麻黄3g，旋覆花10g，五味子12g，浙贝母12g，清半夏10g，橘红10g，杏仁10g，乌梅10g。颗粒剂，4剂，冲服，每日1剂。

复诊：2020年12月15日。服4剂药后，患者咳嗽减轻，咳痰减少，无胸闷，有鼻塞，鼻干。舌质淡红，舌苔薄白，脉略弦。上方加辛夷10g、黄芩10g、白芷10g，颗粒剂，7剂，冲服，每日1剂。

药后诸症消失，病愈。

按语：咳嗽的病因有外感、内伤两大类。外感咳嗽为六淫外邪侵袭肺系；内伤咳嗽为脏腑功能失调，内邪干肺。不论邪从外入，或自内而发，均可引起肺失宣肃，肺气上逆作咳。咳嗽的病变主脏在肺，与肝、脾有关，久则及肾。外感咳嗽有风寒、风热、风燥等不同。内伤咳嗽有肝火、痰

内科

湿、痰热、肺虚等区别。因此，外感咳嗽多为实证，应祛邪利肺；内伤咳嗽多邪实正虚，治当以祛邪止咳，扶正补虚，分主次处理。

本案患者外感风寒，内有痰饮郁结，肺气上逆，故咳嗽；痰气搏结于咽，则喉间有痰，咳之难出；夜晚阳气收敛于内，肺气郁闭，不得宣降，故咳嗽加重；浊气不降而逆乱于胸中，则胸膈满闷；舌苔白、脉弦皆为寒饮郁结于肺之征。故治当以温肺化饮，下气祛痰，予射干麻黄汤加减治疗。方中麻黄宣肺温肺，化饮散寒，止咳平喘，开达气机；寒饮结喉，以射干泻肺降逆，利咽散结，祛痰化饮；痰饮蕴结，以半夏醒脾燥湿化痰，温肺化饮，利喉涤痰；肺气上逆，予五味子收敛肺气，使肺气宣降有序，加乌梅助五味子敛肺气，止咳嗽，防止宣发降泻药伤肺气；因咳嗽时间久，肺气郁闭重，故去射干麻黄汤中润肺化痰之紫菀、款冬花，加旋覆花、浙贝母、杏仁，以加重降气化痰之力，加橘红理气宽中、燥湿化痰，助消胸膈满闷。复诊时咳减，鼻塞存，加白芷、辛夷宣通鼻窍；外邪入肺化热，故鼻干，加黄芩入肺经，清泄肺热。

（孟凡东）

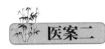 医案二

患者：谷某，女，50 岁。2020 年 9 月 10 日初诊。

现病史：患者咳嗽 5 日，清晨咳而有痰，痰略黄，咽不痛，无流涕，无鼻塞。舌质淡红，舌苔白厚，脉弦。

辨证：风热犯肺证。

治则：疏风清热，宣肺止咳。

方药：银翘散加减。金银花 10g，连翘 15g，竹叶 10g，荆芥 10g，牛蒡子 15g，淡豆豉 10g，薄荷 10g，生甘草 6g，桔梗 10g，芦根 10g，山豆根 3g。颗粒剂，7 剂，冲服，每日 1 剂。

药后诸症消失，病愈。

按语：本案患者感受风热之邪，邪自口鼻而入，上犯于肺，肺气失宣，故咳嗽；清晨阳气升发，驱邪外出，故见清晨咳嗽咳痰明显；痰热阻肺，肺失清肃，故见咳黄痰。因风热蕴肺显，故不用桑菊饮，而选用解表清热之力更强的银翘散，以辛凉透表、清热解毒。金银花、连翘疏散风热、清热解毒；薄荷、牛蒡子疏散上焦风热、解毒利咽；荆芥、淡豆豉解表散邪；芦根、竹叶清热；桔梗宣肃肺气而止咳利咽；热蕴成毒，侵袭肺系门户，故加用山豆根协诸药以清肺利咽。诸药合用，风热之邪得去，肺气宣肃，故

咳止，痰消。

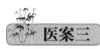 医案三

患者：孙某，女，16 岁。2020 年 11 月 13 日初诊。

现病史：患者咳嗽 10 天，清晨、晚上咳嗽明显，咽痒，无痰，无鼻塞流涕。舌质淡红，舌苔稍白，脉沉。

辨证：外寒内饮证。

治则：解表散寒，温肺化饮。

方药：小青龙汤加减。细辛 3g，清半夏 10g，生甘草 6g，五味子 10g，生姜 6g，桂枝 6g，麻黄 4g，白芍 10g，橘红 10g，杏仁 10g。颗粒剂，3 剂，冲服，每日 1 剂。

药后诸症消失，病愈。

按语：本案患者素有水饮，又外感风寒。风寒束表，卫阳被遏，营阴郁滞，毛窍闭塞，一旦感受外邪，会致表寒引动内饮，水寒相搏，内外相引，饮动不居，寒饮射肺，肺失宣降，故咳嗽；风寒犯肺，侵袭肺系门户，故咽痒；苔白脉沉，亦为外寒内饮之征。因本案患者风寒较重，故用解表散寒之力较大、功偏治表的小青龙汤，而不用祛痰降气之力强、功偏治里的射干麻黄汤。麻黄发汗解表，开

宣肺气以解咳喘；桂枝发汗解表，化气行水以利内饮；生姜、细辛温肺化饮；半夏燥湿化痰；五味子敛肺止咳；芍药和营养血；五味子、芍药与辛散之品相配，既令散中有收，以利肺气开阖，增强止咳平喘之功，又防诸辛散温燥之药耗气伤津；加橘红、杏仁以增降气止咳之功。

（孟凡东）

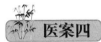

医案四

患者：冯某，女，57 岁。2020 年 12 月 4 日初诊。

现病史：患者咳嗽，咳痰，色黄，流黄涕，咽干，无鼻塞，无喷嚏，大便日 2 次。舌质淡红，舌苔薄黄，脉细弦。

辨证：肺热喘咳证。

治则：清肺泄热，止咳平喘。

方药：黄芩泻白散加减。桑白皮 30g，地骨皮 15g，生甘草 6g，黄芩 10g，知母 12g，茯苓 15g，鱼腥草 15g。颗粒剂，7 剂，冲服，每日 1 剂。

药后诸症消失，病愈。

按语：本案患者为肺有伏火郁热。肺主气，宜清肃下降，伏火郁肺，则气逆不降，而为喘咳；伏火郁肺煎灼津液，化而成痰，则咳吐黄痰；肺热较盛，熏灼肺系，故见黄涕、咽干；舌苔薄黄，脉象细，是热邪渐伤阴分之候。故治当以清肺泄热、止咳平喘，予黄芩泻白散加减治疗。桑白皮甘寒性降，善清肺热，泻肺气，平喘咳；地骨皮甘寒，助桑白皮清降肺中伏火；黄芩苦寒入肺，清肺泄热；生甘草助三药清热止咳；加鱼腥草清解肺热，消痈排脓；五药合用，共奏清肺泄热、止咳平喘之功；肺热壅盛耗伤津液，加知母甘寒清肺热，滋肺阴，润肺燥；恐苦寒诸药伤及脾阳，故加甘淡性平之茯苓以健脾利水。

（孟凡东）

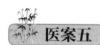 **医案五**

患者：杜某，女，37 岁。2020 年 12 月 1 日初诊。

现病史：患者外感愈后，咳嗽，咳痰色白，清晨咳痰加重，无明显恶寒恶热，大便先干后稀。舌质淡红，舌苔稍白，脉沉。

辨证：痰湿蕴肺证。

治则：燥湿化痰，理气止咳。

方药：清中化湿汤加减。清半夏 10g，陈皮 10g，茯苓 15g，生甘草 6g，橘红 10g，杏仁 10g，黄芩 10g，款冬花 10g，苏子 15g，莱菔子 15g。颗粒剂，7 剂，冲服，每日 1 剂。

药后诸症消失，病愈。

按语：本案患者外感风寒湿邪之后，风寒之邪去，痰湿之邪内犯于肺，肺失宣降，则咳嗽痰多，色白易咳；湿邪困脾，不能运化水湿，则大便先干后稀；舌苔白、脉沉为里有痰湿之征。故治当以燥湿化痰，理气止咳，予清中化湿汤加减。清半夏、陈皮、茯苓共奏燥湿运脾之功；黄芩苦寒，入中、上二焦，清热燥湿；加橘红、杏仁、紫苏子、款冬花降气化痰，止咳平喘；中焦湿热阻滞气机，胃失和降，故加莱菔子降气理气。诸药合用，燥湿化痰，理气止咳。

（孟凡东）

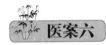

医案六

患者：王某，女，69岁。2020年10月13日初诊。

现病史：患者咳嗽，恶寒怕冷，头晕，咽不痒，口不干，流涎，不欲进食，下肢无力，二便可。舌质淡红，舌苔薄黄，脉弦。

辨证：脾胃气虚证。

治则：培土生金。

方药：补中益气汤加减。黄芪 20g，白术 12g，陈皮 10g，升麻 6g，柴胡 6g，党参 10g，生甘草 6g，当归 12g，生姜 6g，大枣 6g，焦山楂 20g，焦麦芽 20g，焦神曲 20g，香附 10g，益智仁 12g。颗粒剂，14 剂，冲服，每日 1 剂。

药后患者自诉咳嗽止，诸症消失，病愈。

按语：本案患者脾胃虚弱，纳运乏力，饮食不化，故不欲进食；脾土虚弱，不能化生肺金，肺虚不能主气，宣降失司，故咳嗽；阳气虚衰，不能温煦肌表，形体失于温煦，故恶寒怕冷；脾虚则清阳不升，故头晕；脾主肌肉，脾虚肌肉乏养，故流涎，下肢无力。因患者湿滞之象不显，且有清阳不升之象，故用补中益气汤，而不用参苓白术散。黄芪入脾、肺经，补中气，固表气，且升阳举陷；党参亦入脾、肺经，健脾益肺，养血；白术补气健脾，助脾运化，以资气血生化之源；陈皮理气和胃，使诸药补而不滞；升麻、柴胡升阳举陷，助益气之品，升提下陷之中气；生甘草补脾和中，调和诸药；加焦三仙消食化积，健脾和胃；加生姜、大枣和胃，加香附理气宽中；加益智仁温脾摄唾。诸药合用，共奏健脾益气、培土生金之功。

（孟凡东）

二、心系病证

 ## 心悸

　　心悸是指患者自觉心中悸动，惊惕不安，甚则不能自主的一种病证，临床一般多呈发作性，每因情志波动或劳累过度而发作，且常伴胸闷、气短、失眠、健忘、眩晕、耳鸣等症状。病情较轻者为惊悸，病情较重者为怔忡，可呈持续性。心悸的病位主要在心，由于心神失养，心神动摇，悸动不安。但其发病与脾、肾、肺、肝四脏功能失调相关。《黄帝内经》中虽无心悸或惊悸、怔忡之病名，但早就有关于本病的相关记载，如《素问·平人气象论》中"……左乳下，其动应衣，宗气泄也"；《素问·举痛论》云："惊则心无所倚，神无所归，虑无所定，故气乱矣。"《素问·平人气象论》说："脉绝不至曰死，乍疏乍数曰死。"临床中因各种原因引起的心律失常，如心动过速、心动过缓、期前收缩、心房颤动或扑动、房室传导阻滞、病态窦房结综合征、预激综合征及心功能不全、心肌炎、一部分神经官能症等，其中表现以心悸为主症者，均可参照本病辨证论治，同时结合辨病处理。

 医案一

患者：刘某，男，51岁。2020年12月22日初诊。

现病史：患者自诉发作性心悸半年余，晨起易发作，两胁部与胃脘部胀痛。纳眠尚可，二便调。舌质可，舌苔薄黄，脉沉弦。

辨证：肝郁气滞证。

治则：疏肝理气，宁心安神。

方药：柴胡疏肝散加减。柴胡12g，白芍30g，川芎12g，枳壳15g，陈皮10g，生甘草6g，香附10g，丝瓜络15g，川楝子15g，延胡索30g。颗粒剂，7剂，冲服，每日1剂。

二诊：2021年1月5日。患者诉两胁胀痛减，偶感心悸，易受惊吓。乏力，眼突。舌质可，舌苔薄黄，脉沉。

辨证：肝气不足证。

治则：补肝益气。

方药：大补肝汤。桂枝10g，生姜10g，五味子10g，淡竹叶 10g, 旋覆花 10g, 代赭石 15g。颗粒剂, 3 剂, 冲服, 每日 1 剂。

三诊: 2021 年 1 月 8 日。患者自述未再心慌。乏力感明显减轻。舌质可, 舌苔薄白, 脉略弦。辨证治则同上。方药用 2021 年 1 月 5 日方, 颗粒剂, 14 剂, 冲服, 每日 1 剂。

药后诸症消失, 病愈。

按语: 患者为中年男性, 退休 1 年, 发作性心悸半年余, 体检化验结果与心电图等均正常, 故考虑患者退休后心理落差较大, 情绪受到较大的影响, 导致肝失疏泄, 肝气郁滞, 气机痹阻, 壅塞胸中, 心神失养, 心主不安, 发为心悸。故用柴胡疏肝散助患者疏理肝气, 以使气机运行功能恢复正常。二诊时患者症状稍有改善, 晨起时易心悸乃因肝气不足无以升发。《辅行诀·辨肝脏病证文并方》中强调"肝虚则恐, 实则怒", 提出"大补肝汤治肝气虚, 其人恐惧不安, 气自少腹上冲咽, 呃声不止, 头目苦眩, 不能坐起, 汗出心悸……", 患者肝气不足, 母病及子, 导致心悸, 选方大补肝汤重补肝气, 肝气足则心神宁, 心悸得以缓解。

(刘 娜)

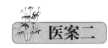

患者：宋某，女，25岁。2020年9月10日初诊。

现病史：患者自诉发作性心悸3年余，加重3天。发作时心悸气短，自觉气在喉间，烦躁、汗出，伴有头蒙、口渴欲饮，发作后乏力欲睡。晨起症轻，午后加重。腰酸无力，无梦，恶热，测血糖7.2mmol/L、心率90次/分、血压125/80mmHg，自服酒石酸美托洛尔25mg、1次/日，症状无明显缓解，纳可，二便调。舌质可，舌苔薄白，舌体胖大，脉左弦右沉弦。

辨证：肝气郁滞兼心肾不交。

治则：交通心肾。

方药：交泰丸合四逆散加减。黄连6g，肉桂6g，柴胡12g，白芍20g，枳实10g，川芎10g，陈皮10g，香附10g。颗粒剂，2剂，冲服，每日1剂。

二诊：2020年9月12日。汗出短气减轻，心悸发作时烦躁亦减轻。情绪波动、劳累后偶有发作，持续时间缩短，发作后未感乏力，舌质可，舌苔薄白，舌体胖大，脉弦。辨证治则均同前。方药用2020年9月10日方改肉桂8g、柴胡15g、陈皮12g、香附15g，加旋覆花10g、生龙骨、生牡蛎各20g。颗粒剂，3剂，冲服，每日1剂。

三诊：2020年9月15日。心悸未再发作，汗出止，未再憋气，干咳。纳眠可，二便调。舌质可，舌苔白，脉略弦。辨证治则同上。方药用越鞠丸合交泰丸加减。川芎10g，苍术10g，香附10g，栀子10g，焦神曲15g，黄连6g，肉桂6g，莱菔子10g，紫苏子10g，桔梗10g。颗粒剂，7剂，冲服，每日1剂。

药后诸症消失，病愈。

按语：心悸多因体虚劳倦（久病失养或劳伤过度）、情志内伤、外邪侵袭等导致心神失宁而发病。其病位在心，根据病证的临床表现，应分辨病变有无涉及肝、脾、肺、肾，是病及一脏，抑或病及多脏。本医案患者证属肝气郁滞兼心肾不交，肝失疏泄，气机运行不畅，一方面影响心气的正常循行；另一方面，肝主情志，肝气不舒则烦躁易怒。此外，本患者尚有心肾不交的情况，心火不能下降，肾水无以上济，肾不纳气，从而出现诸如腰酸无力、短气不足以息、自觉气在喉间不能下降等一系列的症状，故选方四逆散疏肝理气，交泰丸交通心肾，使肝气得舒，心肾相交。二诊时患者汗出、短气情况明显好转，但心悸仍偶有发作，且发作易受情绪波动的影响，应加大疏肝的力度；并加用生龙骨、生牡蛎收敛、旋覆花降气，改善汗出和气在喉间的症状。三诊时患者心悸基本不再发作，余症也趋于稳定，略有干咳，将四逆散改为越鞠丸进一步行气散郁，同时预防因血郁、痰郁、湿郁、食郁等其他因素而使病情反复，加莱菔子、紫苏子及桔梗降气止咳。

（刘　娜）

胸痹

胸痹是指以胸部闷痛，甚则胸痛彻背、喘息不得卧为主症的一种疾病，轻者仅感胸闷如窒，呼吸欠畅，重者则有胸痛，严重者心痛彻背，背痛彻心。本病病因与寒邪内侵、饮食失调、情志失节、劳倦内伤、年迈体虚等有关。其病位在心，与肺、肝、脾、肾均密切相关。西医学的冠状动脉粥样硬化性心脏病（心绞痛、心肌梗死）、心包炎、二尖瓣脱垂综合征、病毒性心肌炎、心肌病、慢性阻塞性肺气肿、慢性胃炎等，出现胸闷、心痛彻背、短气、喘不得卧等症状者，均可参照本病辨证论治。

 医案

患者：王某，男，73岁。2019年10月23日初诊。

现病史：患者胸痛 10 年余，夜间加重，每于夜间 10 点左右持续至凌晨 3 点，起床活动后得以缓解。曾于多处就诊，查体无异常表现，诊断为"官能症"。自诉胸部常有烦乱感，无针刺样疼痛。有抑郁症病史，口服药物（具体药物及用量不详）治疗。纳可，小便正常，大便偏干。舌质可，舌苔薄黄，脉沉弦。

辨证：气滞血瘀证。

治则：疏肝理气，活血化瘀。

方药：柴胡疏肝散加减。柴胡 10g，白芍 20g，川芎 12g，枳壳 20g，陈皮 10g，生甘草 6g，香附 10g，桃仁 10g，红花 10g，延胡索 30g。颗粒剂，7 剂，冲服，每日 1 剂。

二诊：2019 年 10 月 30 日。患者服药 1 周后，夜能入睡。夜间胸痛止，白天胸中烦乱，偶作痛。大便仍干。辨证治则均同前。方药用 2019 年 10 月 23 日方加郁金 15g、桔梗 10g，颗粒剂，14 剂，冲服，每日 1 剂。

药后诸症消失，病愈。

按语：本案患者胸痛时间较长，但并无器质性改变，经检查心电图、心脏彩超等均无异常，为功能性病变。患者胸痛每于活动后得以缓解，乃因气机不畅，活动之后得以舒展开来，胸痛得到缓解。痛证病机有二，或为不荣则痛，或为不通而痛，根据患者的临床表现并结合舌苔脉象可排除其"不荣则痛"，并且患者曾有抑郁症病史，情志不畅导致肝气郁结，故胸中常有烦乱感。因此选方用柴胡疏肝散行气解郁，气机运行通畅则胸痛得解。另外，气滞日久易形成瘀血，虽然患者尚未表现出诸如针刺样疼痛、舌尖或舌边有瘀点或瘀斑等明显的血瘀征象，仍需遵循"治未病"的原则，未病先防，加桃仁、红花活血化瘀，从而达到血气同治的目的，并且"血为气之母，气为血之帅"，气血两者难以相互割立。再加以延胡索止痛，改善其胸痛的症状。二诊时患者夜间胸痛未作，已能入睡，白天仍感觉胸中烦乱，偶有疼痛，加郁金以理气解郁；桔梗宣肺气，一方面使胸中之气得以升发；另一方面，肺与大肠相表里，也能起到通便的作用。《神农本草经》中提到桔梗治"腹满、肠鸣悠悠"；朱震亨云："干咳嗽，乃痰火之气郁在肺中，宜苦梗以开之；痢疾腹痛，乃肺金之气郁在大肠，亦宜苦梗开之……"这里的苦梗即是指桔梗。国医大师李克绍在《关于桔梗开提气血而治便秘的体会》一文中便分享了运用桔梗治疗不完全性肠梗阻的验案，令人深受启发。

（刘　娜）

不寐

不寐是以经常不能获得正常睡眠为特征的一类病证，主要表现为睡眠时间、深度的不足，轻者入睡困难，或寐而不酣，时寐时醒，或醒后不能再寐，重则彻夜不寐，常影响人们的正常工作、生活、学习和健康。不寐的病因以情志、饮食或气血亏虚等内伤病因居多，由这些病因引起心、肝、胆、脾、胃、肾的气血失和，阴阳失调，其基本病机以心血虚、胆虚、脾虚、肾阴亏虚进而导致心失所养及由心火偏亢、肝郁、痰热、胃失和降进而导致心神不安两方面为主。其病位在心，但与肝、胆、脾、胃、肾关系密切。不寐在《黄帝内经》中被称为"不得卧""目不瞑"。《素问·逆调论》记载有："胃不和则卧不安"。西医学的神经官能症、更年期综合征、慢性消化不良、贫血、动脉粥样硬化症等以不寐为主要临床表现时，可参考本病辨证论治。

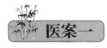

医案一

患者：贾某，女，47岁。2020年12月21日初诊。

现病史：患者失眠半个月余，多梦，常于凌晨3点左右醒，伴汗出。已绝经 1 年，情绪尚稳定。自汗，口不干苦。纳可，二便调。肝形舌，舌质可，舌苔白厚，脉弦滑。

辨证：厥阴证。

治则：调和阴阳。

方药：乌梅丸加减。乌梅 10g，细辛 3g，桂枝 10g，党参 10g，花椒 10g，生姜 6g，附子 6g，黄连 6g，黄檗 10g，当归 12g，鸡内金 15g，酸枣仁 30g。颗粒剂，4 剂，冲服，每日 1 剂。

二诊：2020 年 12 月 25 日。眠好转，汗出减。舌质可，舌苔薄黄，脉略弦。辨证治则同上。上方继服 14 剂。

药后诸症消失，病愈。

按语：乌梅丸作为治疗厥阴病本证的代表方，基本确定病位是在足厥阴肝经，属于上热下寒证。因足厥阴肝经主藏血，寄相火，主疏泄，喜条达，恶抑郁，其性体阴而用阳，若肝阴血不足，则心神失养，故见入睡困难、夜梦多等症。另外，厥阴经经气旺于丑时，故患者常于凌晨 3 点左右易醒。用乌梅丸调和阴阳，使人在厥阴病欲解时"阳入于阴"而能睡眠。二诊时患者症状均有好转，效不更方，故原方继服 14 剂。

（刘　娜）

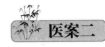 **医案二**

患者：刘某，女，56 岁。2020 年 12 月 8 日初诊。

现病史：患者失眠近 1 个月，多梦，腰痛，口苦，大便可，小便黄。舌质可，舌苔薄白，右脉弦滑，左寸弦滑。

辨证：心神不宁兼心肾不交证。

治则：养心安神，交通心肾。

方药：交泰丸合酸枣仁汤加减。黄连 8g，肉桂 6g，酸枣仁 30g，茯神 20g，知母 10g，川芎 12g，生甘草 6g，鸡内金 15g。颗粒剂，7 剂，冲服，每日 1 剂。

二诊：2020 年 12 月 15 日。睡眠好转，仍多梦，腰痛减轻，口中苦。纳可，二便调，脉略弦。辨证治则同前。方药用 2020 年 12 月 8 日方改黄连 10g，加生龙骨、生牡蛎各 20g。颗粒剂，7 剂，冲服，每日 1 剂。

药后诸症显减，效佳。

按语：肝藏魂，内寄相火。患者失眠日久，烦自心生，心火动则相火随之，于是内火扰乱，则魂无所归。患者失眠多梦，乃魂梦不安，故从肝入手，以治肝为主。欲藏其魂，则必先去其邪，用知母清心火，茯神淡渗利湿，川芎行气走血、流而不滞；酸枣仁可敛其耗散之魂，生甘草缓其急悍之性。且心火炽盛，不能下济肾水，导致口苦、腰痛、小便黄等一系列症状。用黄连清心火，肉桂引火下行、温肾阳，以使心肾相交。二诊时患者睡眠好转，梦多，口中苦，加生龙骨和生牡蛎重镇安神，加大黄连清热的力度以清心火。

（刘　娜）

医案三

患者：邢某，女，59岁。2020年12月24日初诊。

现病史：患者睡眠差3年余，头晕头痛，易生气。有高血压病史5年，目前口服缬沙坦胶囊80mg、1次/日，血压控制尚可。门诊测血压130/86mmHg。纳差，二便尚可。舌质可，舌苔稍白，左脉弦右脉沉。

辨证：肝阳上亢证。

治则：平肝潜阳。

方药：羚角钩藤汤加减。水牛角20g，钩藤30g，桑叶30g，菊花10g，茯神30g，生地黄15g，栀子10g，黄芩10g，益母草15g，香附10g，酸枣仁40g。颗粒剂，7剂，冲服，每日1剂。

二诊：2021年1月3日。睡眠好转，头晕、头痛均减。舌质可，舌苔薄白，脉沉弦。辨证治则同上。上方继服14剂。

药后诸症显减，效佳。

按语：此患者证属肝阳上亢证。肝为刚脏，体阴而用阳，其主情志，患者情绪易激动，情志不畅日久易导致肝气郁滞，气郁化火，灼伤阴津，阴虚不能制阳，导致肝阳上亢，肝乃风木之脏，其性主动主升，阴不维阳，阳亢于上则出现头晕、头痛、血压升高等症状。肝属木，心属火，肝木与心火两者为母子关系，母病及子，相火引动君火而致心神不安，选方羚角钩藤汤为基础方以清肝火、平肝阳，加香附疏肝理气，酸枣仁养心安神。

（刘　娜）

多寐

多寐是指不分昼夜，时时欲睡，呼之即醒，醒后复睡的病证，亦称"嗜睡""多卧""嗜眠""多眠"等。多寐病位在心、脾，与肾关系密切。主要是由于饮食失调，情志不遂，年老体衰，头部外伤等原因，导致痰湿困阻，脾气不足，阳气虚衰，瘀血阻窍，心气不足，精气亏损而致气血阴阳失调，无以奉养心神，心神失养而致病。临床所见的发作性嗜睡病、神经官能症等与多寐症状类似者，可参照本病论治。

医案

患者：耿某，女，24岁。2021年1月26日初诊。

现病史：患者为备考状态，精神差，时欲眠。纳食差，食多易腹胀；月经不规则3个月余，有经间期出血，色淡红，量少，小腹偶胀痛，四肢冷。无腰酸腰痛，二便尚可。舌质可，舌苔薄白，舌体略大，边有齿痕，脉沉弦略涩。

辨证：脾气虚弱证。

治则：补脾益气。

方药：四君子汤加减。党参10g，茯苓15g，白术15g，生甘草6g，桂枝10g，益母草15g，吴茱萸10g，生姜6g，大枣6g，焦三仙各15g。颗粒剂，7剂，冲服，每日1剂。

二诊：2021年2月2日。精神可，嗜睡好转。昨日饮食不适后腹胀，将入眠时易惊醒。舌质可，舌苔薄白，脉沉。辨证治则同前。方药用2021年1月26日方去吴茱萸，加木香10g、槟榔20g、合欢花15g。颗粒剂，7剂，冲服，每日1剂。

药后诸症消失，病愈。

按语：患者脾气虚弱，运化失司，水津停聚而成痰浊，痰湿困脾，清阳不升；痰浊内阻进一步耗伤气血，损伤阳气，以致心阳不足，脾气虚弱，运化无力，出现消化差、食多腹胀等症状；脾虚不能统摄血液，经血不按时而下，造成经间期出血；阳气不能外达四末则肢冷。用四君子汤加减补脾益气，加焦三仙健脾助运。二诊时患者精神状态好转，因饮食不适导致腹胀，加木香、槟榔以消导；入睡时易惊醒，加用合欢花安神。

（刘　娜）

三、脑系病证

头痛

头痛病是由于外感与内伤，致使脉络拘急或失养，清窍不利所引起的以头部疼痛为主要临床特征的疾病。《黄帝内经》称本病为"脑风""首风"，《素问·风论》认为其病因乃外在风邪寒气犯于头脑而致。《素问·五脏生成》还提出"是以头痛巅疾，下虚上实"的病机。头痛是一种临床常见的自觉症状，可单独出现，也可见于多种疾病的过程中，如血管性头痛、紧张性头痛、三叉神经痛、外伤后头痛、部分颅内疾病、代谢产物积蓄、神经官能症及某些感染性疾病、五官科疾病的头痛等。

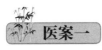 医案一

患者：杜某，男，76岁。2010年5月初诊。

现病史：患者诉头痛、头晕2个月，加重伴视物模糊20天。曾自服脑清片及氟桂利嗪2个月无效。现症见：少气懒言、倦怠欲寐、复不能寐，自觉头脑如空。头痛、头晕如坐舟车，恶心频作。舌淡，苔薄白，脉沉细而迟。

辨证：阳虚饮停，痰瘀互阻。

治则：温阳利水，活血通络。

方药：阳和汤加减。熟地黄120g，白芥子20g，鹿角胶30g，肉桂20g，麻黄10g，川芎15g，红花15g，泽泻12g，石菖蒲20g。颗粒剂，8剂，冲服，每日1剂。

二诊诸症减其半，舌淡，苔白，脉沉细。原方继进10剂。

药后诸症显减。

按语：本案患者年老体弱，肾阳衰微，气阳虚惫，温化不利以致阴寒之邪凝结不散。阴霾上犯，扰乱清空，清阳不展，故见头痛、头晕顽固。正如《内经》有云："凡阴血虚而阳热盛，则痛微；若阳气虚而阴寒盛，则痛剧。"方以阳和汤化裁，温阳通络使离空当照、阴霾自消。其中熟地黄大补阴血为君药，配合血肉有情之品鹿角胶以助之；肉桂温中散寒，能入血分；白芥子能祛皮里膜外之痰；川芎、红花活血通经止痛；泽泻、石菖蒲开窍豁痰降浊；麻黄达表。整方补而不滞，温而不烈，能够宣通血脉、散寒祛滞。

（陈海霞）

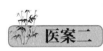 **医案二**

患者：段某，女，29 岁。2020 年 9 月 28 日初诊。

现病史：患者侧头痛数年，痛则恶心呕吐，压力大、情绪不畅时加重，休息后好转，睡眠质量差，舌质可，舌苔薄白，左脉弦右脉沉弦。

辨证：肝气郁滞证。

治则：疏肝解郁，理气止痛。

方药：柴胡疏肝散加减。柴胡 12g，白芍 25g，川芎 12g，枳壳 15g，陈皮 10g，生甘草 6g，香附 10g，酸枣仁 30g，钩藤 30g。颗粒剂，7 剂，冲服，每日 1 剂。

二诊：2020 年 10 月 9 日。头痛减轻，未再恶心呕吐，共发作两次，呈胀痛，睡眠好转。舌质可，舌苔薄白，脉略弦。辨证治则同前。方药用 2020 年 9 月 28 日方去酸枣仁，改川芎 15g，加茯神 20g、合欢花 30g、石决明 30g。颗粒剂，14 剂，冲服，每日 1 剂。

药后诸症消失，病愈。

按语：患者平时易紧张，紧张时常发作头痛，这种紧

明理辨证

——于秀梅医案选

张性头痛是慢性头痛中最常见的一种，是由于精神和心理紧张及焦虑所致的，属于内伤头痛中的肝郁性头痛。肝主疏泄，调畅气机，肝气疏泄功能正常，则气机调畅，气血和调，心情舒畅，情志活动正常。若肝气疏泄失职，肝气郁结，气郁化火，上扰清窍而致头痛。患者以侧头痛为主，是因为足少阳胆经经气不利；肝属木，脾属土，肝郁化火而克脾土，导致中焦脾胃运化失职，故恶心呕吐。治疗当以疏肝理气止痛为主，用柴胡疏肝散为基础方，加酸枣仁安神助眠，钩藤平肝潜阳。二诊时患者头痛好转，但疼痛性质变为胀痛，有肝阳上亢的征象，加川芎活血理气止痛，石决明平肝潜阳，再加茯神和合欢花安神助眠。

（刘　娜）

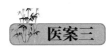 医案三

患者：张某，女，18 岁。2021 年 2 月 9 日初诊。

现病史：患者昨日因饮食不节致头昏沉、头痛，头痛如物裹首，胸闷、恶心、呕吐，平素怕冷，纳差，不欲饮食，小便正常，大便黏腻，解不净感。舌质可，苔白厚，舌边有齿痕，脉弦滑。

辨证：脾虚湿盛证。

治则：健脾助运，化湿行气。

方药：藿香正气散加减。藿香 10g，大腹皮 15g，木香 10g，白扁豆 10g，白豆蔻 15g，紫苏叶 10g，炒白术 18g，生甘草 6g，陈皮 10g，茯苓 10g，厚朴 15g，清半夏 15g，焦三仙各 20g。颗粒剂，5 剂，冲服，每日 1 剂。

二诊：2021 年 2 月 16 日。头痛显减，因过年饮食油腻发作 2 次。舌质可，苔稍白，边尖有齿痕。脉弦滑。辨证治则同上。方药用 2021 年 2 月 9 日方改焦三仙各 30g，藿香 12g。颗粒剂，14 剂，冲服，每日 1 剂。

药后诸症消失，病愈。

按语：本案患者属脾虚湿盛证，患者头痛发作有很明显的诱因，即饮食不节。患者发病前 1 天过食生冷，饮食不节，给脾胃造成较大的负担。寒凉食物中伤脾阳，脾胃运化不及，加之素体脾胃虚弱，运化失职，水湿内阻，上蒙清窍，清阳不展，故头痛，头重昏蒙；浊阴不降，胃气上逆，则恶心欲呕；湿阻中焦，气机不利，故胸闷、食欲不振；湿为阴邪，阻碍阳气，阳气不能外达，故畏寒怕冷。治疗当以健脾化湿、升清降浊、理气止痛为主，方中藿香性味芳香，和中化湿，升清降浊；清半夏、陈皮燥湿和胃、降逆止呕；白豆蔻、白扁豆、茯苓、炒白术、焦三仙健脾运湿；厚朴、大腹皮行气化湿，畅中除满；生甘草调和诸药。

（刘　娜）

 # 眩晕

　　眩是指眼花或眼前发黑，晕是指头晕甚或感觉自身或外界景物旋转。两者常同时并见，故统称为"眩晕"。病情轻者闭目即止；病情重者如坐车船，旋转不定，不能站立，或伴有恶心、呕吐、汗出，甚则昏倒等症状。古代医籍中关于眩晕有如下叙述，《内经》对其涉及脏腑、病性归属方面均有记述，《素问·至真要大论》云："诸风掉眩，皆属于肝。"《灵枢·卫气》认为"上虚则眩"。《丹溪心法·头眩》提出"无痰则不作眩"；《景岳全书·眩运》强调"无虚不能作眩"等均为现代治疗眩晕提供了理论指导。西医学中梅尼埃综合征、高血压、低血压、脑动脉硬化、椎－基底动脉供血不足、贫血、神经衰弱等以眩晕为主症者，可以参照本病论治。

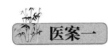**医案一**

患者：孙某，女，22岁。2021年1月18日初诊。

现病史：患者头晕半年余，恶心，精神抑郁，在当地某医院住院治疗，自诉按"梅尼埃综合征"治疗，效不佳。眩晕常由于家中琐事及工作压力、情绪激动而发作或加重。胸闷，胁肋部胀痛，叹气觉舒。有尿频，经前腹痛，服止痛药后出现头晕。大便可，气短，无腹胀，心悸。口干口苦，舌体胖大，舌苔白厚，脉沉弦。

辨证：肝气郁滞证。

治则：疏肝理气，兼以泻火。

方药：丹栀逍遥散加减。牡丹皮10g，栀子12g，当归10g，白芍12g，柴胡12g，茯苓20g，白术12g，甘草8g，生姜10g，龙骨25g，牡蛎25g，首乌藤12g，川芎12g。颗粒剂，4剂，冲服，每日1剂。

二诊：2021年1月22日。精神可，头晕减，未再恶心。情绪激动时偶有心悸，伴气短，口干口苦减轻。纳眠可，二便正常。舌质可，舌苔白，脉弦。辨证治则同上。方药用2021年1月18日方加香附15g。颗粒剂，7剂，冲服，每日1剂。

药后诸症消失，病愈。

按语：本案患者属于肝郁型眩晕，是由于情志不畅、气机郁滞所导致的。患者自诉约一年前家庭发生变故，此后常焦虑忧愁，情绪不宁，从而导致肝气郁结不畅，肝失条达，肝阳无所制而上动于脑，发生眩晕。气机不畅，故胸闷气短，叹气则舒。选方逍遥散加减以畅达肝气。逍遥散是疏肝解郁的基础方，《内经》云："木郁则达之。遂其曲直之性，故名曰逍遥。"赵献可《医贯·郁病论》："予以一方治其木郁，而诸郁皆因而愈。一方曰何？逍遥散是也。"方中柴胡升发诸阳；白术、茯苓培土泄木；当归、白芍荣血以养肝；甘草和中。另外肝郁日久化火，易煎灼津液成痰，痰阻气机，血行不畅而易成瘀，选用川芎活血行气；加牡丹皮、栀子以清泄火热。二诊时患者眩晕明显减轻，但仍有情绪不畅，故加香附以增强理气疏肝作用。

（刘　娜）

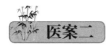

医案二

患者：张某，女，40岁。2020年10月9日初诊。

现病史：患者阵发性头晕数个月，伴有头沉、乏力，纳食一般，因工作原因睡眠时间较晚，且工作较劳累，小便可，大便稀溏，排便不顺畅，肛门坠胀感，月经量少，颜色正常。舌质可，根苔略白，脉沉。

辨证：脾气亏虚证。

治则：补脾益气升清。

方药：补中益气汤加减。党参 10g，茯苓 15g，白术 12g，生甘草 6g，泽泻 10g，龙骨 15g，牡蛎 15g，薏苡仁 15g，黄芪 30g，陈皮 10g，升麻 6g，柴胡 6g，当归 15g，生姜 6g，大枣 6g。颗粒剂，7 剂，冲服，每日 1 剂。

二诊：2020 年 10 月 16 日。头晕减，乏力减，无腹胀，大便可，多梦，余正常。舌质可，舌苔稍白，脉略弦。辨证治则同上。方药用 2020 年 10 月 9 日方改茯苓 25g，薏苡仁 25g，去龙骨、牡蛎。颗粒剂，14 剂，冲服，每日 1 剂。

药后诸症消失，病愈。

按语：本病为脾胃虚弱、清阳不升所致。脾虚则清阳不展，气血生化乏源，以致清气不能上行于脑濡养头目，如《灵枢·口问》云："上气不足，脑为之不满，耳为之苦鸣，头为之苦顷，目为之眩。"故患者症见头晕、头沉、乏力等症状。脾虚日久，中气不足，无力推动，则排便不畅；不能升提，则肛门坠胀；气血生化乏源，故月经量少。用四君子汤合补中益气汤益气升清，健运脾胃，使清阳得升，中气充足。复诊时患者症状减轻，故在原方基础上稍加化裁。

（刘　娜）

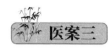

医案三

患者：刘某，男，52岁。2020年10月16日初诊。

现病史：患者头晕头痛恶心，休息后好转，无耳鸣，无视物旋转，纳可，胃满胀，逆气，大便略稀，质黏。舌质可，根苔黄厚，脉沉弦。

辨证：湿热内蕴证。

治则：清中化湿。

方药：清中化湿汤加减。清半夏10g，陈皮10g，茯苓25g，枳实10g，黄芩10g，黄檗10g，竹茹12g，滑石15g，生甘草6g，远志10g，石菖蒲12g，川芎12g，焦三仙各15g，莱菔子15g，旋覆花10g，苍术10g，厚朴15g，枳壳10g。颗粒剂，4剂，冲服，每日1剂。

二诊：2020年10月20日。头晕、恶心减轻，大便成形。舌质可，苔白厚，脉弦。辨证治则同上。方药用清中化湿丸，3次/日，10g/次。

药后诸症减，效佳。

按语：本案患者是一中年男性，体型肥胖，因头晕、头痛、恶心来诊，辨证为湿热内蕴证。由于患者平素嗜食肥甘厚腻之味，每日饮酒2两左右，致使脾胃负担过重而不能及时运化，郁阻于中焦，久则成湿，湿郁日久化热，

内科

两者相合，形成湿热，进一步困厄脾胃，而致清阳不升，故头晕头痛；中焦气机不畅，故恶心；脾胃运化失司，则腹胀气逆；浊阴不降，故大便稀、黏腻。治疗当以清中化湿为原则，选方谷越涛主任医师自拟经验方清中化湿汤加减。方中茯苓、苍术燥湿运脾；厚朴、枳壳行气化湿，消胀除满；清半夏、陈皮和胃降逆；黄芩、黄檗、竹茹清热解郁化痰。诸药合用，湿浊得化，痰热得除，气机调畅，诸症自除。并嘱咐患者少食辛辣油腻及膏粱厚味，饮食宜规律、清淡。复诊时症状好转，处以笔者医院院内制剂清中化湿丸（即以清中化湿汤为底方制作成的水丸）长期服用。

（刘　娜）

中风

中风是以猝然昏仆，不省人事，半身不遂，口眼㖞斜，语言不利为主症的病证。病情轻者可无昏仆而仅见半身不遂及口眼㖞斜等症状。根据病情轻重可将中风分为中经络和中脏腑，其中中经络是指患者虽有半身不遂、口眼㖞斜、语言不利，但意识清楚；中脏腑则昏不知人，或神志昏糊、迷蒙，伴见肢体不用。《内经》中没有明确提出中风病名，但有"大厥""薄厥""仆击""偏枯""风痱"等相关记载，对病因病机也有一定认识，如《灵枢·刺节真邪》曰："虚邪偏客于身半，其入深，内居营卫，营卫稍衰，则真气去，邪气独留，发为偏枯。"《素问·通评虚实论》曰："仆击、偏枯……肥贵人则膏粱之疾也。"《素问·调经论》说："血之与气，并走于上，则为大厥，厥则暴死。"本病与西医学中急性脑血管病相近，包括缺血性中风和出血性中风，如短暂性脑缺血发作、局限性脑梗死、原发性脑出血和蛛网膜下隙出血等。其发病多是在内伤积损的基础上，复因劳逸失度、情志不遂、饮酒饱食或外邪侵袭等触发，从而引起脏腑阴阳失调，血随气逆，肝阳暴张，内风旋动，或夹痰夹火，横窜经脉，蒙蔽神窍，从而发生猝然昏仆、半身不遂诸证。

 医案

患者：张某，女，55岁。2020年10月2日初诊。

现病史：患者右侧肢体不利，血糖高，眼睛模糊，时喘促。头痛，头昏沉，常自觉眼中泪汪汪感，口干口苦，大便2～3日一行，质干，难下，时心烦。纳一般，不欲饮食，舌质略暗，舌苔稍黄腻，脉沉弦，尺脉沉。

辨证：少阳阳明合病。

治则：和解少阳，内泻热结。

方药：大柴胡汤加减。柴胡12g，大黄10g，枳实10g，黄芩10g，清半夏12g，白芍20g，生姜6g，大枣6g，羌活12g，苏子15g，莱菔子15g，远志15g，石菖蒲10g，天麻10g，全蝎5g，蜈蚣2条。颗粒剂，7剂，冲服，每日1剂。

二诊：2020年10月9日。头痛止，头昏沉减，眼模糊减，不适感减，喘减，大便可，心烦减，空腹血糖10mmol/L左右。舌质暗红，苔滑，脉略弦。辨证治则同前。方药用2020年10月2日方改枳实15g，加槟榔25g、香附10g。颗粒剂，14剂，冲服，每日1剂。

药后诸症显减，效佳。

按语：患者虽以右侧肢体不利为主诉，但其伴随症"头昏沉，口干口苦，不欲饮食"等均符合"少阳之为病，口苦、咽干、目眩也"之少阳病提纲条文，不欲饮食为少阳病柴胡剂的主证，弦脉亦为少阳病主脉；患者同时又有大便秘结，符合"阳明之为病，胃家实"的表现，故辨证为少阳阳明合病，选方大柴胡汤和解少阳，内泄热结。中风后遗症期，风、火、痰、瘀痹阻脑络，脑髓空虚，清窍失养，故加用远志、石菖蒲化痰开窍；患者肢体活动不利，予天麻、全蝎、蜈蚣息风化痰通络。《本草纲目》云："天麻入厥阴之经而治诸病。按罗天益云：眼黑头眩，风虚内作，非天麻不能治。天麻乃定风之草，故为治风之神药。"《医学衷中参西录》云："蜈蚣……走窜之力最速，内而脏腑，外而经络，凡气血凝聚之处皆能开之。"《玉楸药解》谓全蝎具有"穿筋透骨，逐湿除风"之作用。另外《罗氏会约医镜》中关于羌活一药有如下描述"睛出泡起，名曰肝胀，用羌活五钱，水煎服"，故用羌活以缓解患者眼泪汪汪感。二诊时诸症均好转，血糖控制不佳，临床发现血糖升高与脾胃运化不及有密切关系，我们常嘱咐糖尿病患者要少食多餐，其实就是给脾胃运化以充分的时间，故增加枳实用量，并加用槟榔消食导滞以缓解脾胃负担，从而达到降低血糖的作用。

（刘　娜）

四、脾胃系病证

胃痛

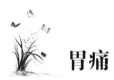

胃痛，又称胃脘痛，是由于胃气阻滞、胃络瘀阻、胃失所养、不通则痛导致的以上腹胃脘部发生疼痛为主症的一种脾胃肠病证。本病临床发病率较高。古典医籍中对本病的论述始见于《内经》。如《素问·六元正纪大论》篇谓："木郁之发……民病胃脘当心而痛，上支两胁，膈咽不痛，食饮不下。"《素问·至真要大论》篇也说："厥阴司天，风淫所胜，民病胃脘当心而痛。"后世医家因《内经》胃脘当心而痛一语，往往将心痛与胃痛混为一谈。金元时期，《兰室秘藏·卷二》立"胃脘痛"一门。胃痛与心痛的混淆引起了明代医家的注意，从而对两病进行了较为明确的区分。本病证以胃脘部疼痛为主症，对应西医学中的急性胃炎、慢性胃炎、消化性溃疡、胃痉挛、胃下垂、胃黏膜脱垂症、胃神经官能症等疾病。

医案

患者：郭某，女，47 岁。2019 年 7 月 2 日初诊。

现病史：胃脘痛，反酸，纳可，大便可，乏力，舌质可，苔薄白，脉沉弦。

辨证：饮食积滞证。

治则：消食导滞，和胃止痛。

方药：木香槟榔丸加减。木香 10g，槟榔 15g，青皮 10g，陈皮 10g，枳实 10g，黄芩 10g，莪术 10g，莱菔子 25g，延胡索 20g，鸡内金 10g，苍术 10g。颗粒剂，6 剂，冲服，每日 1 剂。

二诊：2019 年 7 月 9 日。服药后症状均减轻，质可，体略大，苔薄白，脉沉弦。方药用上方加高良姜 10g，香附 10g 改槟榔 18g。颗粒剂，7 剂，冲服，每日 1 剂。

药后诸症消失，病愈。

按语：胃痛的病因主要为外感寒邪、饮食所伤、情志不遂、脾胃虚弱等。本病的病位在胃，与肝、脾关系密切，也与胆、肾有关。基本病机为胃气阻滞，胃络瘀阻，胃失所养，不通则痛。

本案患者素来体健，饮食不规律，喜暖，胃脘疼痛拒按，反酸，脉沉弦，辨证为饮食积滞。患者暴饮暴食，饮食积滞肠胃，胃失和降，胃气阻滞，不通则痛，以致胃痛；积滞日久，胃中气机不畅，日久伤及脾胃，脾胃虚弱，患者出现乏力；腐熟运化功能失调，胃中腐食积滞，酸腐之气上逆，发为反酸。方用木香槟榔丸加减以消食导滞，和胃止痛。方中用木香、槟榔行气导滞，调中止痛；青皮消积止痛；陈皮、苍术理气和胃、健脾燥湿；黄芩清热燥湿；枳实、莱菔子理气消积降气；鸡内金健胃消食；延胡索、莪术理气止痛。二诊时患者症状均有减轻，继用上次治法思路。患者舌体开始出现胖大，由于脾胃虚弱出现湿滞，属正常的疾病进程。加大槟榔用量，加强消食降气之功，加高良姜温胃散寒，消食止痛，香附疏肝解郁，理气止痛。

（宋丹华）

胃痞

胃痞是以胸脘痞塞满闷不舒，按之柔软，压之不痛，视之无胀大之形为主要临床特征的一种脾胃病证。胃痞在《内经》称为"痞""满""痞满""痞塞"等，如《素问·异法方宜论》篇"脏寒生满病"，《素问·五常政大论》

篇"备化之纪……其病痞。""卑监之纪……其病留满痞塞"。《伤寒论》对本病证的理法方药有较详细的论述，《诸病源候论·痞噎病诸候》提出"八痞""诸痞"之名，李东垣的消痞丸、枳实消痞丸辛开苦降，消补兼施，是后世治痞的名方。朱丹溪区分了痞满与胀满："胀满内胀而外亦有形，痞则内觉痞闷，而外无胀急之形。"《景岳全书·痞满》也有对本病辨证较为明晰的论述。在西医学中胃痞仅是一种症状，可能会出现在慢性胃炎、消化不良、胃神经官能症、胃下垂等疾病中。

医案一

患者：曹某，男，55岁。2019年6月28日初诊。

现病史：胃痞，口中乏味，大便3～4日一行，大便头干，多梦，乏力，无头晕头痛，舌质可，苔薄白，脉左沉右弦。

辨证：食滞胃肠，湿热中阻。

治则：行气导滞，泄热通便。

方药：木香槟榔丸加减。木香10g，槟榔30g，青皮10g，陈皮10g，枳壳15g，黄芩10g，莪术10g，莱菔子15g，香附10g，生麦芽20g。颗粒剂，4剂，冲服，每日1剂。

药后诸症减，饮食调护。

按语：胃痞病因多种多样，有外邪侵入、饮食不当、情志失调、脾胃素虚等各种原因皆可致胃痞。胃痞的病位在胃，与肝、脾有密切关系。基本病机为脾胃功能失调，升降失司，胃气壅塞。

本案患者胃痞，大便多日一行，大便头干，脉左沉右弦，辨证为食滞胃肠，湿热中阻。食滞胃肠，损伤脾胃，脾虚生湿，食郁于肠胃，日久化热，湿与热结，形成湿热中阻，胃失升降，胃气壅塞，而成胃痞；湿热中阻，邪热耗伤津液，肠道干涩，发为便秘。又由于湿热在内，热耗津液出现大便头干，水湿存内，故大便后软；脾胃虚弱，脾失健运，故有乏力。方用木香槟榔丸加减以行气导滞，泄热通便。方中木香、槟榔、香附行气导滞；青皮、枳壳疏肝理气，行滞消积；莪术祛瘀行气，散结止痛；陈皮理气和胃，健脾燥湿；莱菔子、生麦芽行气消食，健脾开胃；黄芩清热燥湿。

（宋丹华）

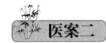

医案二

患者：朱某，男，62岁。2019年5月6日初诊。

现病史：患者饭后胃痞不适，纳差，口苦，大便稀，眠差，难入眠，入眠时间短，头无不适，无乏力，无恶心，有慢性胃炎病史，舌质可，苔薄白润，脉左弦右沉。

辨证：脾虚湿盛证。

治则：健脾渗湿。

方药：参苓白术散加减。党参10g，茯苓15g，白术18g，白扁豆10g，陈皮10g，山药10g，生甘草6g，莲子10g，砂仁8g，薏苡仁12g，枳壳10g，柴胡12g，白芍12g。颗粒剂，7剂，冲服，每日1剂。

二诊：2019年7月11日。服药后，纳好转，口苦减，眠略好转，质可，苔滑，脉左弦右略弦。方药用上方改枳壳15g，去莲子，加炒麦芽15g、合欢花15g。颗粒剂，7剂，冲服，每日1剂。

药后诸症消失，病愈。

按语：本案患者饭后胃痞不适，纳差，口苦，大便稀，脉左弦右沉，辨证为脾虚湿盛证。患者脾胃素虚，脾失健运，升降失司，胃气中阻，而生胃痞；脾胃虚弱，故纳差、饭后不适；脾胃运化失司，以生水湿；脾虚湿盛，故有大便稀；苔滑即为佐证。方中党参、白术、茯苓、白扁豆、薏苡仁益气健脾渗湿；山药、莲子健脾益气；陈皮理气健脾燥湿；砂仁醒脾和胃，行气化滞，患者口苦，考虑患者肝郁犯胃所致，加枳壳、柴胡、白芍疏肝解郁，枳壳还有理气行滞之功；生甘草健脾和中，调和诸药。二诊时患者症状大都明显减轻，睡眠改善不明显，考虑肝郁较重，加合欢花解郁安神，加大枳壳用量以加强解郁之功，水湿较轻，去莲子，加炒麦芽加强消积之功。

（宋丹华）

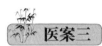 **医案三**

患者：王某，男，30岁

现病史：自述脘痞伴乏力、食欲不振2个月。患者日常饮酒较多，2个月前始感食欲不振，曾服用健脾消食药物，效果不明显，患者感乏力、头身困重，脘痞，纳差，右胁肋部隐隐不适，口干、口苦，心烦，舌质红，舌苔薄黄，脉弦滑。

辨证：湿热中阻，肝郁脾虚。

治则：清热利湿，疏肝实脾。

方药：清肝实脾汤加减。茵陈20g，板蓝根20g，山楂20g，栀子10g，白术10g，丹参12g，香橼12g，莱菔子15g，生麦芽15g。颗粒剂，7剂，冲服，每日1剂。

药后诸症减，效佳。

按语：本患者过食肥甘厚味，饮酒过多，缺乏运动，湿热内蕴，湿热中阻，脾失运化，升降失常，故脘痞；脾主肌肉，湿性重浊，脾为湿困，故乏力、周身困重；痰热上扰心神，故心烦；湿热蕴结肝胆，肝络失和，胆失疏泄，

明理辨证——于秀梅医案选

故胁胀不适、口苦；湿热内蕴，耗伤津液，故口干；舌苔薄黄，脉弦滑为湿热蕴结之证。宜用清热利湿之法。而肝经为湿热之邪阻滞，肝瘀气滞，故在疏肝理气同时，配合活肝血之剂，以利肝经毒邪排出。脾为湿困，同时为防"肝病传脾"，故加用实脾之剂。方中栀子、板蓝根、茵陈清利肝经湿热，由三焦水道排邪外出；丹参活肝血，山楂消内积、助丹参活肝血；莱菔子降气消积，与生麦芽、香橼相配，疏肝理气，调畅肝胃气机，以利湿热之邪的清解；佐以白术一味，益中土以护脾，既防肝病传脾，又助诸药之疏布。综观全方，既清热祛湿、疏肝健脾，同时助以行气活血，使肝疏脾健，湿热之邪得以排出，临床用之多获良效。

（陈海霞）

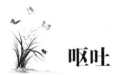

呕吐

呕吐是以饮食、痰涎等胃内之物从胃中上涌，自口而出为临床特征的一种病证。一般认为有物有声为呕，有物无声为吐，无物有声的称为干呕，临床上呕与吐常同时发生，故并称为呕吐。《内经》对呕吐的病因论述颇详，如《素问·举痛论》篇曰："寒气客于肠胃，厥逆上出，故痛而呕也。"《素问·六元正纪大论》篇曰："火郁之发……疡痱呕逆。"《素问·至真要大论》篇曰："燥淫所胜……民病喜呕，呕有苦"；"厥阴司天，风淫所胜……食则呕"；"久病而吐者，胃气虚不纳谷也。"《症因脉治·呕吐》中论述了痰饮对脾胃失司以致呕吐的病理机制，如《症因脉治·呕吐》所说："痰饮呕吐之因，脾气不足，不能运化水谷，停痰留饮，积于中脘，得热则上炎而呕吐，遇寒则凝塞而呕吐矣。"《济生方·呕吐》云："若脾胃无所伤，则无呕吐之患。"《温病条辨·中焦》篇也谓："胃阳不伤不吐。"西医中的急性胃肠炎、贲门痉挛、幽门痉挛、幽门梗阻等也可出现呕吐。

 医案

患者：鹿某，女，16 岁。2019 年 5 月 22 日初诊。

现病史：患者今日呕吐 2 次，腹胀，便秘，大便干，口干，月经已断 2 ~ 3 个月，月经量少、色黑，心烦，舌质可，苔薄白，脉沉滑。

辨证：饮食停滞证。

治则：行气消积，泄热止呕。

方药：木香槟榔丸加减。木香 10g，槟榔 30g，青皮

10g，陈皮 10g，枳壳 30g，黄芩 10g，莪术 10g，莱菔子 15g，生姜 6g，大枣 6g，香附 10g，大黄（后入）10g，火麻仁 20g。颗粒剂，3 剂，冲服，每日 1 剂。

药后诸症显减，继以饮食调护。

按语：呕吐的病因有外邪犯胃、饮食不当、情志不遂、素体脾虚等。呕吐的基本病机为胃失和降，胃气上逆。呕吐的病位在胃，与肝、脾有密切的关系。

本医案患者呕吐，腹胀，便秘，大便干，口干，月经后期、量少、色黑，心烦，辨证为饮食停滞。患者暴饮暴食后，积食内停，中焦气机受阻，胃气挟宿食上逆，故呕吐腐食，中焦气机阻塞不通，出现腹胀，食滞胃肠，胃气升降失常，传导失司，糟粕内停，有便秘，食积日久，郁而化热，耗伤津液，故有大便干、口干；邪热侵入胞宫，耗伤经血，致使月经量少、色黑，经量不足故月经后期。方用木香槟榔丸加减以消食化滞，和胃降逆。方中木香、槟榔、青皮、香附、枳壳行气导滞；莪术行气散结；陈皮理气和胃，健脾燥湿；黄芩清热燥湿；大黄后入泄热通便；莱菔子消食除胀、降气止呕；生姜、大枣补津液。

（宋丹华）

呃逆

呃逆是指胃气上逆动膈，以气逆上冲，喉间呃呃连声，声短而频，令人不能自止为主要临床表现的病证。呃逆古称"哕"，又称"哕逆"。《内经》首先提出本病病位在胃，并与肺有关；病机为气逆，与寒气有关。如《素问·宣明五气》篇谓："胃为气逆为哕。"《金匮要略·呕吐哕下利病脉证治》将其分为属寒、属虚热、属实三证论治，为后世按寒热虚实辨证论治奠定了基础。本病证对应西医学中的单纯性膈肌痉挛，同时与胃肠神经官能症、胃炎、胃扩张、胃癌、肝硬化晚期、脑血管病、尿毒症，以及胃、食管手术后等其他疾病所引起的膈肌痉挛有关。

医案

患者：郝某，女，47岁。2019年6月18日初诊。

现病史：患者呃逆，胃脘痛，左侧胸胁部疼痛，背部时沉痛，二便可，舌质可，苔薄白，脉弦。

辨证：肝脾气郁证。

治则：疏肝理脾，解郁止呃。

方药：大柴胡汤加减。柴胡12g，枳实12g，黄芩

10g，清半夏 10g，白芍 20g，香附 10g，木香 10g，莱菔子 15g，青皮 10g，炙甘草 10g，生麦芽 15g，生姜 6g，大枣 6g。颗粒剂，7 剂，冲服，每日 1 剂。

药后诸症消失，病愈。

按语：呃逆的病因有饮食不当、情志不遂、脾胃素虚等。呃逆的病位在膈，病变关键脏腑为胃，并与肺、肝、肾有关。产生呃逆的主要病机为胃气上逆动膈。

本案患者呃逆声响亮，阵发有力，脉弦，是为实证，患者左侧胸胁部疼痛，脘腹疼痛，脉弦，诊断为肝脾气郁证。患者因情志不遂，肝失疏泄，气机郁滞，横逆犯胃，胃失和降，胃气上逆，发为呃逆；胸胁处为肝经循行之处，肝气郁滞，阻塞气机，不通则痛，发为胁痛，阻塞严重，易出现疼痛连及背部；肝气犯胃，胃失和降，胃气阻滞，发为胃脘痛。方用大柴胡汤加减以疏肝理脾，解郁止呃。方中柴胡、黄芩和解清热，除少阳之邪；枳实以内泄阳明热结，行气消痞；白芍柔肝缓急止痛，与枳实相伍可以理气和血，以除心下满痛；清半夏和胃降逆，配伍大量生姜，以治呃逆不止；大枣与生姜相配，能和营卫而行津液，并调和脾胃，功兼佐使；炙甘草调和诸药，因大便正常，阳明实热轻，去大黄，加香附、木香、青皮、生麦芽疏肝理气，木香、香附有止痛之功，青皮、莱菔子、生麦芽有消积之功，莱菔子还有降气止呃之效。

（宋丹华）

 腹痛

　　腹痛是指胃脘以下、耻骨毛际以上部位发生疼痛为主要表现的一种脾胃肠病证。《内经》已提出寒邪、热邪客于肠胃可引起腹痛，如《素问·举痛论》曰："寒气客于肠胃之间，膜原之下，血不得散，小络引急，故痛……热气留于小肠，肠中痛，瘅热焦渴，则坚干不得出，故痛而闭不通矣。"《金匮要略·腹满寒疝宿食病脉证治》对腹痛的病因病机和症状论述颇详，并提出了虚证和实证的辨证要点，如"病者腹满，按之不痛为虚，痛者为实，可下之。舌黄未下者，下之黄自去。"《诸病源候论·腹痛病诸候》首次将腹痛作为单独证候进行论述，并有急慢腹痛之论。《医学发明·泻可去闭葶苈大黄之属》篇，明确提出了"痛则不通"的病理学说，并在治疗上确立了"痛随利减，当通其经络，则疼痛去矣"的治疗大法，对后世产生很大影响。西医学的许多疾病可有腹痛的症状，如消化不良性腹痛、胃肠痉挛、急慢性胰腺炎、不完全性肠梗阻等。

 医案

患者：党某，男，54 岁。2019 年 6 月 18 日初诊。

现病史：患者腹痛，晨起恶心，大便稀，腹时胀，口干苦，舌质可，苔白，脉略弦滑。

辨证：中焦湿热证。

治则：清热燥湿，理气和中。

方药：清中化湿汤加减。枳实 10g，竹茹 12g，滑石 10g，生甘草 6g，陈皮 10g，清半夏 10g，茯苓 15g，木香 10g，莱菔子 15g，鸡内金 10g，延胡索 15g。颗粒剂，7 剂，冲服，每日 1 剂。

药后诸症消失，病愈。

按语：腹痛的病因病机比较复杂。病因多变，如外邪侵入，情志不遂，饮食积滞，外伤，以及素体虚弱等。腹痛的部位在腹部，脏腑病位在脾、肠、气血或经脉等，不一。本病的基本病机是脏腑气机不利，经脉气血阻滞，脏腑经络失养，不通则痛。

本案患者腹痛，晨起恶心，大便稀，时有腹胀，口干苦，脉略弦滑，辨证为中焦湿热证。湿热中阻，气机郁滞于腹部，不通则痛，发为腹痛；胃中气机阻滞，发为腹胀；

胃气上逆为恶心；湿热困于脾胃，脾胃功能失调，出现大便稀；脾失运化，水液不能上达，发为口干；谷越涛教授认为，口中诸味皆为脾中有热，患者脾中湿热蕴结，故有口苦。方用清中化湿汤加减以清热燥湿，理气和中。清中化湿汤是谷越涛教授融合二陈汤、平胃散，并加清热燥湿、降气理气之品变化而成，方中半夏、陈皮、茯苓燥湿运脾，枳实、莱菔子、木香、鸡内金降气理气，竹茹清热止呕，甘草调和诸药。

（宋丹华）

泄泻

泄泻是以大便次数增多，粪质稀薄，甚至泻出如水样为临床特征的一种脾胃肠病证。泄泻一年四季均可发生，以夏秋季较多见。关于泄泻的论述历来有许多，最早可见于《内经》，《内经》称本病证为"鹜溏""飧泄""濡泄""洞泄""注下""后泄"等，且对本病的病机有较全面的论述，如《素问·生气通天论》篇曰："因于露风，乃生寒热，是以春伤于风，邪气留连，乃为洞泄。"《素问·阴阳应象大论》篇曰："清气在下，则生飧泄。""湿胜则濡泻。"《素问·举痛论》篇曰："寒气客于小肠，小肠不得成聚，故后泄腹痛矣"等。《内经》关于泄泻的理论体系为后世奠定了基础，其后历代医家对泄泻的理论体系进行完善。张仲景提出"通因通用"法、"急开支河"法等。《医宗必读·泄泻》在总结前人治泄经验的基础上，提出了著名的治泄九法，即淡渗、升提、清凉、疏利、甘缓、酸收、燥脾、温肾、固涩，其论述系统而全面，是泄泻治疗学上的一大发展，其实用价值亦为临床所证实。本病可见于西医学中的多种疾病，如急慢性肠炎、肠结核、肠易激综合征、吸收不良综合征等出现泄泻的表现。

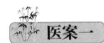

医案一

患者：李某，男，33 岁。2019 年 6 月 4 日初诊。

现病史：患者 2 日前食油腻后出现泄泻，大便长期时溏时泻，大便稀黏，口臭，食后腹胀，少白头，后头较显，乏力，腰无不适，眠可，纳可。舌质可，苔薄白，脉弱。

辨证：脾虚湿盛证。

治则：健脾益气，和胃渗湿。

方药：参苓白术散加减。党参 10g，茯苓 20g，白术 15g，薏苡仁 20g，木香 10g，槟榔 10g，首乌 10g，焦三仙各 10g，木通 10g。颗粒剂，7 剂，冲服，每日 1 剂。

二诊：2019 年 6 月 11 日。患者症状均减轻，泄泻减轻，胃口有好转，口臭稍减，眠可，纳可。舌质可，苔薄白，脉弱。方药用上方加清半夏 10g，陈皮 12g。颗粒剂，7 剂，冲服，每日 1 剂。

药后诸症消失，病愈。

按语：泄泻的病因是多方面的，主要有感受外邪、饮食所伤、情志失调、脾胃虚弱、命门火衰等。其病位主要责之于脾胃，亦与肝、肾有关。

本案患者病程较长，进油腻或饮食稍多即泻，食后脘闷不舒，倦怠乏力，属脾虚湿盛。脾胃虚弱，脾失健运，大小肠传化失常，升降失调，清浊不分，而成泄泻。脾胃长期虚弱使胃肠功能减退，不能受纳水谷，也不能运化精微，反聚水成湿，积谷为滞，致脾胃升降失司，清浊不分，混杂而下，遂成泄泻。清浊不分，遂大便长期时溏时泻、稀黏。胃肠功能减退，不能受纳水谷，遂食后腹胀。脾胃虚弱，水湿不化，湿阻中焦，食郁化热，蒸腾湿浊上泛，故而口臭。方选参苓白术散加减以健脾益气，和胃渗湿。方中党参、茯苓、白术健脾益气；薏苡仁理气健脾化湿；木香、槟榔行气化滞、消脘腹胀满；焦三仙消食导滞、健运脾胃；木通利小便以实大便；首乌以乌须发。7 剂后症状明显减轻，口臭效不显，原方加清半夏、陈皮以清湿热，继服 7 剂。

（宋丹华）

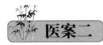 医案二

患者：崔某，男，30 岁。2019 年 6 月 11 日初诊。

现病史：患者大便稀，晨 1 次，肠鸣，腹痛，大便后痛减，舌质可，有齿痕，苔薄白，脉沉弦。

辨证：肝郁脾虚证。

治则：抑肝扶脾，调中止泻。

方药：痛泻要方加减。陈皮 10g，白术 15g，白芍 20g，防风 12g，枳壳 15g，葛根 10g，香附 10g。颗粒剂，7 剂，冲服，每日 1 剂。

二诊：2019 年 6 月 18 日。服药后上症均减轻，时有腹痛、大便稀，舌质可，有齿痕，苔薄白，脉沉弦。方药用上方加生龙骨、生牡蛎各 15g，颗粒剂，14 剂，冲服，每日 1 剂。

药后诸症消失，病愈。

按语：本案患者平素处于焦虑状态，情志不遂，肝气不舒，肝气郁滞，肝旺乘脾，脾失健运，升降失调，清浊不分，而成泄泻。方用痛泻要方加减以抑肝扶脾，调中止泻。方

内科

中白术补脾燥湿健运，白芍益阴养血、缓急止痛，陈皮理气醒脾，防风舒脾祛湿，香附疏肝解郁止痛，枳壳理气行滞，考虑泄泻对津液的耗伤，加葛根生津止渴，并能止泻。

（宋丹华）

 痢疾

　　痢疾是以腹痛腹泻、里急后重、排出赤白脓血便为主要临床表现的具有传染性的外感疾病。痢疾古代亦称"肠澼""滞下"等，含有肠腑"闭滞不利"的意思。《内经》称本病为"肠澼"，对本病病因及预后有相关论述，如《素问·太阴阳明论》曰："食饮不节，起居不时者，阴受之……阴受之则入五脏……脏则䐜满闭塞，下为飧泄，久为肠澼。"《素问·至真要大论》曰："火淫所胜……民病泄注赤白……腹痛溺赤，甚为血便。"《金匮要略·呕吐哕下利病脉证并治》将痢疾与泄泻合称"下利"，并制定了后世医家沿用至今的白头翁汤和桃花汤。隋代巢元方《诸病源候论》有"赤白痢""血痢""脓血痢""热痢"等20余种痢候记载，对本病的临床表现和病因、病机已有较深刻的认识。宋代严用和《严氏济生方》正式启用"痢疾"之病名，并沿用至今。金元时期朱丹溪《丹溪心法》明确指出本病的传染性。清代，出现了痢疾专著，如《痢疾论》《痢证论》等。痢疾在中医学与西医学均有病名，但并不能画等号，只有部分临床症状相同。西医学中的细菌性痢疾、阿米巴痢疾，以及部分非特异性溃疡性结肠炎、结肠直肠恶性肿瘤等患者可有相应症状。

 医案

患者：钱某，男，52 岁。2019 年 1 月 8 日初诊。

现病史：患者大便带血 20 天，血量少，少量脓液，曾于 2013 年诊断为"溃疡性结肠炎"，无腹痛，小便可，纳可，眠可，大便日一行，色质量可，舌质可，苔薄白，脉沉弦。

辨证：热毒痢疾。

治则：清热解毒，凉血止痢。

方药：白头翁汤加减。白头翁 10g，黄连 6g，黄檗 10g，秦皮 10g，槐花 20g，海螵蛸 30g，茜草 10g，侧柏炭 10g。颗粒剂，7 剂，冲服，每日 1 剂。

二诊：2019 年 1 月 15 日。服药后症状稍减，大便带血，量少，无脓，无腹痛，舌质可，苔薄白，脉沉弦。方药用上方去侧柏炭，加白及 10g、地榆 15g、白茅根 10g。颗粒剂，

14 剂，冲服，每日 1 剂。

三诊：2019 年 1 月 29 日。服药后症状明显减轻，余无不适，舌质略赤，苔薄白，脉略弦。方药用上方改槐花 30g，加龙葵 15g。颗粒剂，14 剂，冲服，每日 1 剂。

药后诸症消失，病愈。

按语：痢疾病因主要有感染疫毒时邪，饮食不节，体质素虚等。一般来说，病位在肠腑，与脾胃有关。病机为时邪疫毒积滞于肠间，壅滞气血，妨碍传导，肠道脂膜血络受伤，腐败化为脓血而成痢。

本案患者以大便带脓血，赤多白少，为主症，舌质可，苔薄白，脉沉弦，辨证为热毒痢疾。方用白头翁清热解毒、凉血止痢，黄连泻火解毒、燥湿厚肠，黄檗清下焦湿热，秦皮苦涩而寒，清热解毒而兼以收涩止痢，槐花、茜草、侧柏炭凉血止血，海螵蛸收敛止血，更兼敛创之功。二诊时症状有所减轻，继续本次治则治法，去侧柏炭，加白茅根凉血止血，加白及、地榆止血敛创。三诊时明显减轻，继续本次治则治法，加大槐花用量以加强止血之功，出现舌略红，考虑热毒较重，加龙葵清热解毒。

（宋丹华）

便秘

便秘是指由于大肠传导功能失常导致的以大便排出困难，排便时间或排便间隔时间延长为临床特征的一种大肠病证。《内经》中已对便秘有所认识，如《素问·厥论》篇曰："太阴之厥，则腹满膜胀，后不利。"张仲景对便秘已有了较全面的认识，提出了寒、热、虚、实不同的发病机制，设立了承气汤的苦寒泻下、麻子仁丸的养阴润下、厚朴三物汤的理气通下，以及蜜煎导诸法等，李东垣强调饮食劳逸与便秘的关系，并指出治疗便秘不可妄用泻药，程钟龄的《医学心悟·大便不通》将便秘分为"实秘、虚秘、热秘、冷秘"四种类型。对应西医学中的功能性便秘，肠易激综合征，肠炎恢复期、直肠及肛门疾病所致之便秘，药物性便秘，内分泌及代谢性疾病所致的便秘，以及肌力减退所致的便秘等。

医案

患者：李某，女，41岁。2019年2月12日初诊。

现病史：患者便秘，饭后逆气，难下，口干苦，口臭，心烦，咽中有痰难出，月经难下，纳可，眠可，舌质可，苔薄白，脉左弦右沉。

辨证：饮食积滞证。

治则：行气导滞，攻积泄热。

方药：木香槟榔丸加减。木香 10g，槟榔 25g，青皮 10g，陈皮 10g，枳实 12g，黄芩 10g，莪术 10g，莱菔子 15g，生姜 6g，大枣 6g，厚朴 10g，牛蒡子 10g，射干 10g。颗粒剂，7 剂，冲服，每日 1 剂。

二诊：2019 年 2 月 19 日。服药后便秘缓解，咽中时有不适，逆气，舌质暗，苔薄白，脉左弦右沉。方药用上方加香附 10g，改槟榔为 30g、枳实为 15g。颗粒剂，7 剂，冲服，每日 1 剂。

三诊：2019 年 2 月 26 日。咽中有黏痰，吐不尽感，逆气止，便秘止，月经来潮，舌质可，苔薄白，脉左弦右沉。方药用上方去牛蒡子、射干加山豆根 8g、桃仁 10g。颗粒剂，7 剂，冲服，每日 1 剂。

药后诸症消失，病愈。

按语：便秘的病因有外感寒热之邪，内伤饮食情志，病后体虚，阴阳气血不足等。本病病位在大肠，并与脾、胃、肺、肝、肾密切相关。便秘以虚实为纲，冷秘、热秘、气秘属实，阴阳气血不足所致的虚秘则属虚。虚实之间可以转化，可由虚转实，可因虚致实，而虚实并见。便秘的基本病机是邪滞大肠，腑气闭塞不通或肠失温润、推动无力，导致大肠传导功能失常。

本案患者素体强盛，年轻力壮，便秘，饭后逆气，难下，口干苦，口臭，应属实证。口干口苦口臭，心烦，应属热证。肠胃积热，耗伤津液，肠道失润，大便干燥，难于排出，形成"热秘"，口腔津液不够，故口干。热邪蒸腾湿浊上泛，故而口臭，口苦。邪热扰心，故有心烦。患者平素脾气大，此次同时有肝气郁的症状，肝郁气逆，气逆于上，滞于咽喉而致咽部有痰难出之感。肝藏血主月经，肝失条达，疏泄无度，冲任失调，月经难下。本案方用木香槟榔丸加减以行气导滞，攻积泄热。方中用木香、槟榔行气导滞，调中止痛为君药；青皮疏肝理气，消积止痛，助木香、槟榔行气导滞；陈皮理气和胃，健脾燥湿；枳实破气消积，化痰散痞；黄芩清热燥湿；莱菔子消食除胀，降气化痰；厚朴燥湿消痰，下气除满；莪术祛瘀行气，散结止痛；牛蒡子、射干利咽；生姜、大枣益气活血。二诊时便秘减轻，咽部不适感无明显减轻，考虑肝气不舒，加香附理气解郁、调经止痛，加大槟榔、枳实用量以增强行气力度。三诊时便秘及咽部不适感明显减轻，外感致有痰，去牛蒡子及射干，换山豆根以清热解毒、消肿利咽，加桃仁润肠通便。

（宋丹华）

内
科

71

五、肝胆系病证

 胁痛

胁痛是指以一侧或两侧胁肋部疼痛为主要表现的病证，属临床较常见的自觉症状。古代文献对本病认识较早，早在《黄帝内经》中就有相关记载，如《素问·脏气法时论》云："肝病者，两胁下痛引少腹。"《素问·刺热》云："肝热病者，小便先黄……胁满痛，手足躁，不得安卧。"胁痛主要责之于肝胆，且与脾、胃、肾相关。病机转化较为复杂，既可由实转虚，又可由虚转实，而成虚实并见之证；既可气滞及血，又可血瘀阻气，以致气血同病。现代医学中急慢性肝炎、胆囊炎、胆系结石、胆道蛔虫、肋间神经痛等多种疾病以胁痛为主要表现者均可参考本病进行辨证论治。

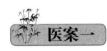 **医案一**

患者：沙某，女，68岁。2020年11月18日初诊。

现病史：患者左胁痛，着急则加重并牵扯腋下痛，左胸痛10余年，活动后加重，自汗出，便秘20余年。舌质可，苔白，双脉沉弦。

辨证：少阳阳明合病。

治则：和解少阳，通下阳明。

方药：大柴胡汤加味。柴胡12g，大黄12g（后入），枳实10g，白芍25g，黄芩10g，清半夏10g，生姜6g，大枣6g，香附10g，夏枯草15g，延胡索30g，决明子30g。颗粒剂，7剂，冲服，每日1剂。

二诊：2020年11月24日。药后胁痛减轻，余症均有好转，舌质可、苔稍白，双脉沉弦，证属少阳枢机不利，治则和解少阳，与柴胡疏肝散加味善后：柴胡12g，白芍25g，川芎12g，枳壳30g，陈皮10g，香附10g，生甘草6g，决明子30g，川楝子15g，莱菔子15g，延胡索30g，夏枯草15g，鸡内金10g，丝瓜络15g。颗粒剂，7剂，冲服，每日1剂。

药后诸症皆减，效佳。

按语：胁痛主要由情志不遂、饮食不节、外邪入侵、跌仆损伤、久病体虚等因素所致，是以一侧或两侧胁肋部疼痛为主症的一类疾病。其病位主要责之于肝胆，亦与脾胃及肾有关。基本病机属肝络失和，可概括为"不通则痛"与"不荣则痛"两类。其辨证当着重辨气血、虚实。

本案患者由着急则胁痛加重可知其病因为长期情志不遂，肝失疏泄，肝气郁滞，胁肋部位为肝胆所主，肝络不和，不通则痛；气滞血阻，经络不通则左胸痛、腋下痛；中焦积滞，大肠传导失司则便秘；热迫津液外泄则汗出。大柴胡汤出自《伤寒杂病论》，原书记载："太阳病，过经十余日，反二三下之，后四五日，柴胡证仍在者，先与小柴胡汤。呕不止，心下急，郁郁微烦者，为未解也，与大柴胡汤，下之则愈。""伤寒，发热，汗出不解，心中痞硬，呕吐而下利者，大柴胡汤主之。""按之心下满痛者，此为实也，当下之，宜大柴胡汤。"临床不论何病，凡证属少阳阳明合病者，皆可应用此方进行加减治疗。本案所用大柴胡汤加味方中柴胡、黄芩、香附、白芍和解少阳，延胡索行气活血，大黄、枳实通腑逐积，夏枯草、决明子清肝，兼助大黄通便，清半夏、生姜、大枣顾护胃气。全方切中病机，方证相应，用药丝丝入扣，故取佳效。

（邱海彤）

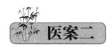 医案二

患者：蔡某，女，45岁。2020年10月27日初诊。

现病史：患者自诉两胁肋部疼痛，情绪波动时加重，心烦，白带多，纳眠可，小便色黄，上腹部彩超示：中度脂肪肝、胆囊炎。舌质红，体胖大，苔黄腻，双脉沉弦。

辨证：肝经湿热证。

治则：清肝利湿。

方药：龙胆泻肝汤加减。龙胆草6g，栀子10g，黄芩10g，柴胡12g，生地黄15g，车前子20g，泽泻10g，木通10g，生甘草6g，当归12g，生薏苡仁15g。颗粒剂，7剂，冲服，每日1剂。

二诊：2020年11月3日。药后胁痛减轻，白带减少，仍有心烦，舌质可，苔薄黄，双脉沉弦，基本病机未变，上方加淡竹叶10g继服。颗粒剂，7剂，冲服，每日1剂。

三诊：2020年11月10日。药后胁痛基本消失，心烦减轻，上方继服巩固疗效，颗粒剂，7剂，冲服，每日1剂。

药后诸症消失，病愈。

按语：胁痛之治疗原则根据"通则不痛""荣则不痛"的理论，以疏肝和络止痛为基本治则，结合肝胆的生理特点，灵活运用。实证之胁痛，根据其肝郁气滞、瘀血停着或湿

内科

热蕴结等病因，采用理气、活血、清热、利湿之法，亦可多法并用，以达祛邪、疏通肝胆气机之效。需要注意的是，清热、利湿、通腑药物的应用宜视患者体质强弱、病情轻重及所处阶段等灵活裁定，不可一味祛邪疏通而过用伤阳。

本案患者由于湿热之邪郁结肝经、络阻不通则胁痛；湿热之邪上扰心神则心烦；湿热下注则白带多、小便色黄。龙胆泻肝汤出自《医方集解》，原书记载此方主治为："肝胆经实火湿热，胁痛耳聋，胆溢口苦，筋痿阴汗，阴肿阴痛，白浊溲血。"临床不论何病，凡证属肝经湿热者，皆可应用此方加减进行治疗。本案所用方中龙胆草、栀子、黄芩清肝热，车前子、泽泻、木通、生薏苡仁利水湿，生地黄、当归养肝体兼防燥药伤阴，柴胡疏肝兼领诸药入肝经，甘草调和诸药。诸药并用共奏清肝利湿之效，取得了良好的临床效果。

（邱海彤）

六、肾系病证

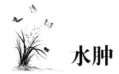 **水肿**

　　水肿是指因感受外邪、饮食失调、劳倦过度等，使肺失宣降通调，脾失健运，肾失开合，膀胱气化失常，导致体内水液潴留，泛滥肌肤，以头面、眼睑、四肢、腹背，甚至全身水肿为临床特征的一类病证。水肿最早出现在《黄帝内经》，并分为"风水""石水""涌水"。《灵枢·水胀》篇对水肿的症状进行了详细的表述，"水始起也，目窠上微肿，如新卧起之状，其颈脉动，时咳，阴股间寒，足胫肿，腹乃大，其水已成矣。以手按其腹，随手而起，如裹水之状，此其候也。"对于水肿的病因病机也已经有较为成熟的认识，如《素问·水热穴论》指出："勇而劳甚，则肾汗出，肾寒出于风，内不得入于脏腑，外不得越于皮肤，客于玄府，行于皮里，发为胕肿。"《素问·至真要大论》："诸湿

肿满，皆属于脾。"而"平治于权衡，去菀陈莝……开鬼门，洁净腑"的治疗原则沿用至今。本篇讨论的为肾性水肿，包括慢性肾小球肾炎、肾病综合征。

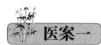 **医案一**

患者：张某，男，46岁。2018年9月初诊。

现病史：患者双下肢水肿、小便多沫2个月。曾于外院就诊发现尿蛋白（+++），尿潜血（++），尿微量蛋白1981mg/d，血沉49mm/h，诊断为"慢性肾小球肾炎"，给予依那普利、阿莫西林等药物治疗，后间断于多家医院就诊。因病情反复发作遂来笔者医院就诊。现症见：周身疲乏无力，睾丸凉，牙凉，劳累时腰痛，右眼模糊，双下肢水肿，大便可，小便多沫，纳眠可，脉略沉细弱，苔稍白厚。辅助检查：尿潜血（+），尿蛋白（+++）。

辨证：肾阳亏虚，水湿内停证。

治则：温肾固精，祛风除湿。

方药：二仙汤加减。淫羊藿15g，仙茅12g，巴戟天12g，山药60g，沙苑子15g，金樱子12g，仙鹤草25g，红茜草12g，海螵蛸40g，泽泻12g，猪苓12g，益智仁12g。颗粒剂，30剂，开水冲服，每日1剂。

服药后复诊睾丸凉止，牙凉止，左上肢乏力，腿肿较前减，苔薄白，脉沉细，大便质偏干，日 1 次，尿多沫。复查尿常规示：尿潜血（+），尿蛋白（++）。方药在原方基础上加肉苁蓉 25g。颗粒剂，30 剂，水煎服，每日 1 剂。

后随症加减药物，守方 4 个月，尿潜血阴性，尿蛋白维持 1+ 至阴性。

按语：患者中年男性，其辨证为肾阳亏虚，风湿内扰，属本虚标实之证。治以温肾敛精，止血利湿。结合临床症状，患者一派阳虚之症，阳气亏虚，无以抵御外来风湿邪气侵扰，故主方选用二仙汤加减，去其滋阴泻火之知母、黄檗，留淫羊藿、仙茅、巴戟天三味药物共奏温肾壮阳、祛风除湿、强壮腰膝之效，选取温补肾阳之植物药以避免"壮火食气"之弊；山药入肺、脾、肾三经，重用山药，气阴双补，平填亏损之肾精，寄补阳于补阴之中，同时防止诸药过于辛燥；肾气亏虚失于固摄，血溢脉外发为血尿，仙鹤草、海螵蛸收敛止血，茜草止血化瘀，三者相配，收散同用，相反相成，共行止血不留瘀、瘀化血归脉之力；肾阳亏虚多伴有脾阳不足，益智仁温脾暖肾固精；泽泻、猪苓甘淡平利水湿。复诊时患者牙凉、睾丸凉止，疲乏无力感较前减，腿肿减，仍阳痿，尿多沫，大便偏干，加温肾壮阳、润肠通便之肉苁蓉，守方温补肾阳、祛风除湿、填精利水，取得良好治疗效果。

（归艳荣）

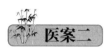 医案二

患者：周某，女，25岁。

现病史：患者初诊时发现肾病综合征2年，现服用泼尼松20mg，1次/日，FK506 1.5mg、2次/日。激素面容，纳、眠可，小便黄，不浑，小便泡沫不明显，无腰酸、腰痛，无盗汗，自觉身热，体温不高。舌尖赤，根苔黄厚，脉弦沉，左弦滑。辅助检查：尿蛋白定量2070.32mg/24h，UA 653μmol/L，白蛋白38g/L。

辨证：湿热蕴结三焦证。

治则：清热利湿，补肾填精。

方药：四妙散加减。苍术10g，黄檗12g，川牛膝20g，生薏苡仁15g，金樱子15g，沙苑子15g，丹参15g，牡丹皮12g，地骨皮15g，生麦芽15g。颗粒剂，7剂，开水冲服，每日1剂。

二诊：下肢轻度水肿，小便清，舌质可，苔稍黄，脉沉。方药用上方改丹参30g，黄檗10g，牡丹皮10g。颗粒剂，14剂，开水冲服，每日1剂。

明理辨证
——于秀梅医案选

三诊：身热止，小便量色可。舌质可，苔薄白，脉沉弦。方药用六味地黄汤加减。山萸肉 12g，山药 30g，生地黄 20g，牡丹皮 12g，泽泻 12g，茯苓 15g，知母 10g，黄檗 12g，金樱子 15g，沙苑子 15g，丹参 15g。颗粒剂，28 剂，开水冲服，每日一剂。

　　药后诸症皆减，病情稳定。

　　按语：肾病综合征是以水肿、大量蛋白尿、高脂血症、低蛋白血症为临床表现的一组综合征，易并发感染、血栓形成等并发症。西医治疗主要以抑制免疫、降尿蛋白等治疗为主，常用药物包括激素、免疫抑制剂等，同时兼顾并发症的防治。该患者肾病综合征已确诊两年，现规律服用激素及他克莫司，为求中医治疗特来就诊。

　　肾病综合征诊断明确，尤其是病理分型明确时，中医辨病与辨证相结合的诊疗优势突出。一般认为，肾病综合征的病机为虚实兼夹 - 脾肾亏虚为本，风、湿、瘀、热为标（或独立，或兼夹）。本病选方用药应从根本出发，急则治标，缓则治本或标本兼顾。《黄帝内经》曰："血不利则为水。"水肿日久应注重应用活血化瘀之品。水湿泛溢周身，气机推动水湿运化无力以致气机壅滞，郁久化热，与湿相合而成湿热。湿热邪气辨证当辨湿、热之侧重，以兼证及舌脉切入。湿热久羁，伤阴伤津而口干，水饮留溢，故双下肢水肿，激素属于纯阳之品，同时具备"少火"及"壮火"的双重特质，易助阳化热，湿遏下焦，膀胱气化不利，则小便色黄。湿热熏蒸，故周身觉热。首诊处方以四妙散为主方加减，四妙散重在清利下焦湿热邪气，畅湿热从小便去，金樱子、沙苑子填精益肾，丹参、牡丹皮活血不留瘀，地骨皮除骨蒸潮热；三诊之后，湿热渐除，遣方滋阴降火重在平衡肾之阴阳，贵在以平为期。

（归艳荣）

淋证

淋证是指小便频数短涩，淋漓刺痛，小腹拘急隐痛为主症的病症。淋者，淋漓不尽，如雨淋而下。历代诸家论述颇多，大多医家认为淋证的病机为湿热蕴结下焦，肾与膀胱气化不利，多见虚实夹杂之证。如隋代巢元方在《诸病源候论》中曾将淋证概括为"肾虚平，膀胱热"；"诸淋者，由肾虚而膀胱热故也……"。明代张景岳在《景岳全书·淋浊》中提出：淋证初起，虽多因于热，但由于治疗及病情变化各异，又可转为寒、热、虚、实等不同证型，从而倡导"凡热者宜清，涩者宜利，下陷者宜升提，虚者宜补益，阳气不固者，宜温补命门"的治疗原则。归结其发病病机为湿热蕴结下焦，肾和膀胱气化不利。西医学的泌尿系感染、泌尿系结石、泌尿系肿瘤、乳糜尿等，当临床表现为淋证时，可参考本篇辨证论治。

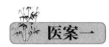

医案一

患者：尹某，女，69岁。

现病史：患者尿血1天，小便短赤，无尿痛，左侧腰痛。1年前发现泌尿系结石，已碎石。舌质可，苔薄白，舌体略胖大，脉略弦。尿常规：潜血（+++），白细胞（+++）。泌尿系超声：左输尿管结石伴肾积水，大小约1.3cm×0.6cm；右肾结石大小约0.6cm×0.3cm。

中医诊断与辨证：石淋（湿热下注证）。

治则：通淋排石，清热利湿。

方药：自拟方。金钱草30g，海金沙30g，鸡内金10g，郁金10g，地龙10g，川牛膝20g，枳壳30g，莱菔子15g，泽兰15g，白茅根20g，车前子20g。颗粒剂，7剂，开水冲服，每日1剂。

二诊：小便色黄，未再尿血，腰痛未作，时有腰酸不适感。守上方继服，14剂。

三诊：诸症均减，上方治疗 2 个月，复查尿常规阴性，肾结石消失。

按语：中医针对泌尿系结石卡顿取效甚佳。西医可通过手术取石、体外碎石等手段治疗泌尿系统结石，但针对结石卡顿输尿管及结石反复发作的患者无优势手段治疗，中医治疗泌尿系统结石的独到之处得以显现。泌尿系统结石对应中医"石淋""腰痛"等范畴。石淋的病机为肾虚、膀胱气化不利，膀胱湿热，煎灼尿液，而成砂石。故针对病情反复发作的患者，治疗上在化石通淋（治标）的基础上，更应当注重患者体质的调整（即治本），以清热化湿、行气化瘀立法。标本兼顾，屡获良效。辨证为湿热蕴结下焦，煎熬尿液，结为砂石，阻塞尿路，故小便不畅、色黄赤。治以通淋排石，清热利湿，方中金钱草、海金沙为化石通淋之要药，急则治标，首先使得尿路通畅，尿浊得下；车前子、白茅根清热利湿、凉血止血；鸡内金、郁金、牛膝、莱菔子、枳壳行气化瘀散结，推导砂石排出。

（归艳荣）

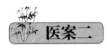 **医案二**

患者：孟某，女，28 岁。

现病史：患者小便时疼痛，小便有尿不尽感，大便2～3次/日，眠差，多梦。舌质可，舌尖略赤，苔稍黄厚，脉沉弦。

中医诊断与辨证：热淋（湿热蕴结下焦，膀胱失约）。

治则：清热利湿通淋。

方药：导赤散加减。生地15g，木通10g，甘草6g，竹叶10g，合欢花30g，酸枣仁30g。颗粒剂，7剂，开水冲服，每日1剂。

二诊：小便尿后热感，不尽感，眠好转，大便可。舌质可，苔稍黄，脉沉弦。方药用八正散加减。木通10g，车前子15g，萹蓄10g，大黄10g，滑石15g，生甘草6g，瞿麦10g，栀子10g，灯芯草6g，鸡内金10g。颗粒剂，7剂，开水冲服，每日1剂。

药后诸症消失，病愈。

按语：热淋的病因不外乎湿与热，其中"热"是淋证的主要致病因素。其基本病理变化为湿热蕴结下焦，肾与膀胱气化失司，水道不利，发为热淋。其病位主要在肾及膀胱，但与心、肺也有密切的相关性。其中肺为水之上源，具宣发肃降、通调三焦水道、输布水液之功。肾者主水，维持着人体的水液代谢。膀胱为州都之官，具有贮尿与排尿的功能。心属火，诸热皆应于心。小肠为火腑，与心互为表里。具有泌别清浊的功用。心有火热，则必下移于小肠，而下移之热最易与水合，水热合而为邪，在小肠发挥泌别清浊的作用并下移于膀胱，使膀胱的气化功能失司，水道不利，导致热淋发生。此外，心与肾为"水火共济"之脏。当肾水为亢盛之心火所灼，导致肾阴亏耗，肾主水功能失用，水湿内停，亢盛之虚火下移于膀胱，湿热互结，而发为热淋。因此首诊时方选导赤散以清热泻火。复诊时患者热邪大部分已去，而留湿邪与部分热邪相互交织，湿热内蕴，焦灼难去。方选八正散加减，方中萹蓄、瞿麦功专清利湿热，降火通淋，为君药；车前子清肺利膀胱；灯芯草、木通清心火利小便；滑石清热利尿通淋，共为臣药；山栀仁清泻三焦湿热；大黄泻热去火，二药导湿热从二便而出，为佐药；甘草调和诸药，为使药。

（归艳荣）

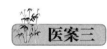 **医案三**

患者：刘某，男，68岁。

现病史：尿频、尿急伴双下肢肿胀反复发作半年。我院半年前内科诊断为"前列腺肥大"，口服非那雄胺及普乐安，并应用抗生素，未收寸效。现症见：尿频、尿急，素觉形寒肢冷、腰膝酸软，舌苔白，质淡红，脉细。

辨证：阳虚寒凝，络脉不畅。

治则：温阳活血，通络开结。

方药：阳和汤加减。熟地黄 120g，肉桂 6g，麻黄 6g，鹿角胶 15g，白芥子 30g，穿山甲 12g，漏芦 15g，王不留行 15g。颗粒剂，15 剂，冲服，每日 1 剂。

复诊尿频、尿急明显好转，上方加桂枝 12g 以温经通阳，再服 10 剂。

药后尿频、尿急、形寒肢冷症状消失，下肢肿胀已有缓解。

按语：本案患者年老体弱，加之口服大量清热化湿、寒凉之品，乃致脾肾阳虚、寒痰凝滞，阳虚不能化气行水，故见小便不畅、肢肿；寒湿闭阻，阳气不得发越，故见肢冷形寒。应用阳和汤温经通阳，化阴凝、布阳气，故精气四布、水道通调。其中熟地黄大补阴血为君药，配合血肉有情之品鹿角胶以助之；肉桂温中散寒，能入血分；白芥子能祛皮里膜外之痰；麻黄达表；穿山甲、漏芦通络散结；王不留行利尿通淋。整方补而不滞，温而不烈，能够宣通血脉、利尿通淋散结。本方虽出自《外科证治全生集》治疗阴证疮疡等外科疾病，但宗其意治疗内科杂病亦能取得相当满意疗效。

（陈海霞）

阳痿

阳痿为中医病名，是指中青年男子由于虚损、惊恐或湿热等诸多因素导致宗筋驰纵，引起阴茎痿软不举，或举而不坚的病症。《景岳全书·阳痿》曰："凡男子阳痿不起，多由命门火衰，精气虚冷，或以七情劳倦，损伤生阳之气，多致此证；亦有湿热炽盛，以致宗筋弛缓，而为痿弱者。"除此诸多因素外，清代《杂病源流犀烛·前阴后阴源流》中又称："有失志之人，抑郁伤肝，肝木不能疏达，亦致阴痿不起。"可见抑郁也是导致阳痿的诸多因素之一。清代医家主张用达郁汤疏达心火抑郁而不开者。可见古代医家对于阳痿病因病机的认识已较为全面，对其治疗也已从审因论治的原则出发。西医学中的男子性功能障碍和某些慢性疾病表现以阳痿为主者，可参考本篇内容。

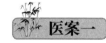

患者：李某，男，29岁。

现病史：患者勃起差，早泄，晨腰酸，口干喜饮，记忆力差，精神差，阴囊潮湿，小便等待，大便黏。舌质红，苔黄厚，脉弦滑。

辨证：下焦湿热，困阻宗筋证。

治则：清利湿热。

方药：四妙散加减。苍术 10g，黄檗 12g，川牛膝 12g，生薏苡仁 20g，连翘 15g，阳起石 30g。颗粒剂，7 剂，开水冲服，每日 1 剂。

二诊：阴囊潮湿减，夜尿频，尿等待，勃起差，恶寒，大便可。舌质可，苔黄滑，脉弦滑。方药用上方改生薏苡仁 15g。

三诊：症均显减，性欲低，舌质可，苔薄白，脉弦滑。方药用上方加韭菜子 20g。

药后诸症消失，病愈。

按语：本例乃湿热下注导致宗筋困阻，驰纵不能，临床选方多选用四妙散加减，苍术、黄檗配伍清热利湿，生薏苡仁除湿健脾，川牛膝舒筋活络，宗筋得伸，阴茎自起，连翘取其轻清之性，助湿热邪气得化；但须知过用或久用清热药物，恐加重阳痿，故清利湿热的同时加用阳起石温肾壮阳，避寒凉凝滞之弊，使得在邪气祛除的同时，固护人体正气。本方组方虽简，具有清利湿热、通筋伸脉之功，使得热清湿去，宗筋得通，元阳得护，祛邪固本，此为收效明显之关键。

（归艳荣）

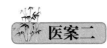 医案二

患者：张某，男，29 岁。

现病史：患者现勃起功能障碍 1 年余，表现为勃起不坚，甚至勃起困难，嗳气频作，急躁易怒。二便可，纳可，眠差。舌红，边有紫斑，苔腻，脉弦。

辨证：肝郁气滞证。

治则：疏肝理气，活血化瘀。

方药：柴胡疏肝散合化瘀散加减。柴胡 15g，陈皮 12g，苏木 12g，酒大黄 12g，白芍 15g，川芎 9g，香附 9g，枳壳 9g，甘草 6g，红花 9g。颗粒剂，7 剂，开水冲服，每日 1 剂。

药后诸症减，效佳。

按语：从肝论治阳痿关键在于肝气之疏泄。肝藏血主疏泄，又主筋，筋得其养乃能运动有力，玉茎为宗筋所聚，若情志不畅，或者郁怒伤肝，疏泄失职，筋失其养可发生阳痿。肝气郁结，气机不畅，日久引起肾气不能通行于全身，则导致各器官的功能不能正常维持而出现障碍，即出现了"肾虚"的病理变化。而"肾主生殖"，肾虚自然导致了男性的勃起障碍。又"肝肾同源"，肾精与肝血，荣则同荣，衰则同衰。肾阴为一身阴液之根本，对各脏腑的

阴液具有滋养功能，肝阴得到肾阴的资助，即能涵敛肝阳，使肝的阳气不至过亢，保持了阴阳之间的动态平衡。因此，肾虚与肝郁可相互影响。肝肾同盛同衰，经气互通于阴器，肾精不足，肝木失养，疏泄失职，致肝郁气结，因此，肾虚肝郁是阳痿发病的关键因素之一。方选柴胡疏肝散加减，方中白芍与柴胡相伍一散一收，助柴胡疏肝，相反相成共为主药；配枳实泻脾气之壅滞，调中焦之运动与柴胡同用一升一降，加强疏肝理气之功，以达郁邪；川芎行气开郁，活血止痛；香附、陈皮理气和胃止痛。诸药合用辛以散结，苦以降通，气滞郁结方可解除。

（归艳荣）

消渴病肾病

消渴病肾病以多饮、多食、多尿、口干、肾功能异常、水肿、蛋白尿等为临床特征，预后不佳，是导致肾功能不全、消渴病患者死亡及终末期肾病的重要原因。《诸病源候论·消渴候》曰："夫消渴者，渴不止，小便多是也。由少服五石诸丸散，积经年岁，石势结于肾中，使人下焦虚热。

及至年衰，血气减少，不复能制于石。石势独盛，则肾为之燥，故引水而不小便也。其病变多发痈疽，此坐热气，留于经络不引，血气壅涩，故成痈脓。"这是关于"消渴病肾病"病因的最早论述。于师认为消渴病肾病病机为本虚标实，阴虚为本，燥热为标，且常夹瘀夹湿，湿热是该病发展过程中的重要致病因素。

 医案

患者：徐某，男，57岁。2019年9月16日初诊。

现病史：患者糖尿病肾病10余年，现空腹血糖12mmol/L，右上肢疼痛麻木，右下肢怕冷，口干，足后如有垫，小便略浑，大便干。舌质可，苔略滑黄，脉弦滑。辅助检查：尿常规示尿糖（+），尿蛋白（++）。泌尿系超声示双肾未见明显异常。

辨证：中焦湿热证。

治则：清热利湿。

方药：清中化湿汤加减。清半夏10g，陈皮10g，茯苓15g，枳实10g，黄芩10g，栀子10g，远志10g，石菖蒲12g，金樱子15g，沙苑子15g，石韦15g，益智仁12g，生麦芽20g。颗粒剂，7剂，开水冲服，每日1剂。

药后诸症减，效佳。

按语：消渴病肾病病机一般认为是"虚实夹杂，本虚标实，血瘀日久成积"，其主要病机为"肾络瘀痹"。消渴病日久，煎熬体内津液，阴津亏虚，日久化瘀，瘀血阻络，久病造成肾络受损，机体肾脏虚损，造成患者肾络痹阻不通，这也和"久病必瘀"等疾病进展相符，而肾用失职，气化不利，机体气血运行不顺畅，血行阻滞为瘀。该患者糖尿病病史10余年，消渴病肾病发展至中期，气阴亏显，内热愈盛，热耗阴津，血行缓慢，瘀血形成，瘀热互结于肾络。湿浊瘀阻，湿瘀互结，久病入络，肾络为络脉密集之处，湿瘀滞阻于肾络，最终导致肾络闭阻，精微下流。方选全国名老中医谷越涛经验方清中化湿汤加减。清中化湿汤由二陈汤与平胃散加减化裁而来。其中清半夏、陈皮、茯苓、石菖蒲共奏燥湿运脾之功，为方中主药；黄芩、栀子皆为苦寒之品，黄芩清热燥湿，重在中、上二焦，栀子清热利湿，善祛中焦湿热而兼顾三焦，导湿热下行，使湿热之邪由小便而去，共为臣药；中焦湿热阻滞气机，胃失和降，故佐以枳实、生麦芽降气理气。患者除湿热之邪外，兼有肾精亏虚之象，加金樱子、沙苑子以温肾固精。诸药合用，有燥湿化痰、清热散结、理气和中、补肾固精之功。

（归艳荣）

内科

七、气血津液病证

郁证

郁证是以心情抑郁、情绪不宁、胸部满闷、胁肋胀痛，或易怒易哭，或咽中如有异物梗阻等症为主要临床表现的一类病证。古代文献对本病认识较早，早在《黄帝内经》中就有相关记载，如《素问·举痛论》云："思则心有所存，神有所归，正气留而不行，故气结矣。"《素问·本病论》云："人或恚怒，气逆上而不下，即伤肝也。"现代医学中的抑郁症、焦虑症、癔症等均属于本病范畴，可参照本病进行辨证论治。

 医案

患者：孙某，男，16岁。2020年10月20日初诊。

现病史：患者近5日思虑过多，胃气上逆，紧张焦虑，压力大，纳尚可。舌体小，尖有瘀点，苔白，双脉弦。

辨证：气滞血瘀，胃气不和证。

治则：疏肝理气，活血和胃。

方药：越鞠丸加味。川芎 12g，苍术 12g，香附 10g，栀子 10g，焦曲 20g，焦楂 20g，桃仁 10g，钩藤 30g，竹茹 12g，吴茱萸 10g。颗粒剂，7 剂，冲服，每日 1 剂。

二诊：2020 年 10 月 27 日。药后诸症有所减轻，自觉后腰下坠感，舌质可尖有瘀点，苔稍白，双脉弦，证属气血不和，治则理气活血，予上方合四逆散加减。川芎 10g，苍术 10g，香附 10g，栀子 10g，焦神曲 15g，桃仁 10g，红花 10g，吴茱萸 10g，枳壳 15g，柴胡 12g，白芍 20g，川牛膝 20。颗粒剂，7 剂，冲服，每日 1 剂。

三诊：2020 年 11 月 3 日。药后胃气上逆感减轻，情绪好转，舌质可，苔薄白，双脉弦，证属肝郁气滞，治则疏肝理气，予越鞠丸加味善后。川芎 10g，苍术 10g，香附 10g，栀子 10g，焦神曲 15g，桃仁 10g，枳壳 15g，旋覆花 10g，焦山楂 15g，生麦芽 20g。颗粒剂，14 剂，冲服，每日 1 剂。

药后诸症消失，病愈。

按语：郁证主要病因是情志内伤，与脏气抑郁密切相关。其病位主要在肝，可涉及心、脾、肾等脏。基本病机为气机郁滞，脏腑功能失调。基本病理因素为气、血、火、痰、食、湿。初病多实，以气、血、火、痰、食、湿六郁见证为主，其中以气郁为病变的基础，病久则伤及心、脾、肾等脏腑，由实转虚，而成为虚证。

　　本案患者思虑过度，压力大，肝失条达，气机不畅则紧张；气郁化火则焦虑；肝气郁结，横逆乘土，脾胃升降失和则胃气上逆；气滞血行不畅则舌尖有瘀点。越鞠丸出自《丹溪心法》，原书记载此方主治为"解诸郁"，汪昂《汤头歌诀》有言："越鞠丸治六般郁，气血痰火湿食因。"临床不论何种郁病，皆可应用此方加减进行治疗。本案所用越鞠丸加味方中香附疏肝理气，苍术、焦神曲、焦山楂健脾除湿，栀子清三焦火，川芎、桃仁理血，竹茹、吴茱萸降上逆之胃气，钩藤平肝。全方切中病机，方证相应，用药丝丝入扣，故取佳效。

（邱海彤）

 ## 汗证

　　汗证是以汗液外泄失常为主症的一类病证。不因外界环境因素的影响，白昼时时汗出，动辄益甚者称为自汗；

寐中汗出，醒来即止者称为盗汗。古代文献对本病认识较早，早在《黄帝内经》中就有相关记载，如《素问·宣明五气》云："五脏为液，心为汗。"现代医学中的甲状腺功能亢进、自主神经功能紊乱、风湿热、低血糖、虚脱、休克及结核病、肝病、黄疸等所致的以自汗、盗汗为主要表现者均属本病范畴，可参照本病进行辨证论治。

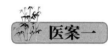 医案一

患者：钱某，女，49岁。2020年9月25日初诊。

现病史：患者自汗，恶寒，背冷，口干，心烦时作，纳眠可，二便可，舌质可，苔稍白，双脉沉弦。

辨证：营卫不和，肾阳不足证。

治则：调和营卫，温阳敛汗。

方药：桂枝加龙骨牡蛎汤合二仙汤加减。桂枝10g，白芍25g，生姜6g，大枣6g，生甘草6g，龙骨15g，牡蛎15g，青蒿15g，淫羊藿12g，仙茅10g，牛膝15g。颗粒剂，14剂，冲服，每日1剂。

二诊：2020年10月9日。药后汗出减轻，下肢冷，口不干，仍心烦，舌红苔薄白，脉沉，证属上热下寒，治则清上温下，予吴茱萸汤合栀子豉汤加味。吴茱萸12g，党参10g，生姜8g，大枣6g，栀子10g，淡豆豉10g，牛膝

20g。颗粒剂，14 剂，冲服，每日 1 剂。

三诊：2020 年 10 月 23 日。药后汗出止，心烦止，下肢冷减轻，舌质可苔薄白，脉沉弦，证属肾阳不足，治则补肾温阳，予肾气丸加味善后。生地黄 20g，山药 20g，山萸肉 12g，茯苓 15g，泽泻 10g，牡丹皮 10g，肉桂 10g，附子 5g，牛膝 15g。颗粒剂，14 剂，冲服，每日 1 剂。

药后诸症消失，病愈。

按语：不因天暑、衣厚、劳作而白昼时时汗出者，称为自汗。汗证的病因主要有营卫不和、情志失调、饮食不节、体虚久病。基本病机是阴阳失调，腠理不固而致汗液外泄失常。汗证以属虚者为多，自汗多由气虚不固。由邪热郁蒸所致者，则属实证。

本案患者营卫不和，腠理不固，虚阳外浮则汗出、恶寒、心烦；肾阳不足，气不化津则背冷、口干。桂枝加龙骨牡蛎汤出自《金匮要略》，原书记载："夫失精家，少腹弦急，阴头寒，目眩，发落，脉极虚芤迟，为清谷亡血失精；脉得诸芤动微紧，男子失精，女子梦交，桂枝加龙骨牡蛎汤主之。"临床不论何病，凡证属营卫不和、卫外不固者皆可应用此方进行治疗。二仙汤出自《妇产科学》，书中记载此方功能为"温肾阳，补肾精，泻肾火，调冲任"，现代临床可用于"妇女更年期综合征、高血压、闭经，以及其他慢性疾病见有肾阴、肾阳不足而虚火上炎者"。本案所用方中桂枝汤调和营卫，龙骨、牡蛎敛阳止汗，青蒿清虚热，淫羊藿、仙茅、牛膝补益肝肾阴阳。二诊时患者心烦、舌红为上热，下肢冷为下寒，故用栀子豉汤清心火，吴茱萸汤温肝胃阳气，寒热并用调阴阳。三诊时仅余下肢冷一症，肾阳不足，故予肾气丸加味调理善后。

（邱海彤）

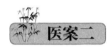

医案二

患者：孙某，男，42岁。2020年12月11日初诊。

现病史：患者盗汗，周身乏力，腰痛，纳眠可，二便可，舌质可，尖赤，苔薄白，双脉沉。

辨证：气阴两虚，三焦火盛证。

治则：益气滋阴，清利三焦。

方药：当归六黄汤加味。当归15g，黄芩10g，黄连6g，黄檗10g，黄芪30g，生地黄20g，熟地黄20g，栀子10g，淡竹叶10g。颗粒剂，7剂，冲服，每日1剂。

二诊：2020年12月18日。药后盗汗大减，乏力、腰痛亦减轻，阴部觉潮湿，舌质可，苔薄白，脉左弦数右沉，证属气阴不足、下焦湿热，治则补气养阴、清利下焦，予当归六黄汤加味调理善后。当归 15g，黄芩 10g，黄连 6g，黄檗 12g，黄芪 30g，生地黄 20g，熟地黄 20g，栀子 10g，淡竹叶 10g，香附 10g，浮小麦 20g。颗粒剂，14 剂，冲服，每日 1 剂。

药后诸症减，效佳。

按语：寐中出汗，醒来自止者，称为盗汗。汗证以属虚者为多，盗汗多因阴虚内热。由邪热郁蒸所致者，则属实证。

本案患者阴血不足、三焦火热迫津外泄则夜间盗汗出，肾阴不足、不荣肾府则腰痛，壮火食气、脾气不足则周身乏力。当归六黄汤出自《兰室秘藏》，原书记载此方为"治盗汗之圣药也"。临床凡见盗汗证属气阴两虚、三焦火盛者，皆可应用此方加减进行治疗。本案当归六黄汤加味方中栀子、淡竹叶、黄芩、黄连、黄檗泻三焦火热，生地黄、熟地黄、当归滋补阴血，黄芪健脾益气，切中病机，故取佳效。二诊时患者诸症减轻，觉阴部潮湿，基本病机未变，故予当归六黄汤加味善后。

（邱海彤）

厥证

厥证是以四肢逆冷为主要临床表现的一种病证。古代文献对本病认识较早，早在《黄帝内经》中有关厥的相关记载就有很多，厥的含义、范围也相当广泛，有以暴死为厥，有以四末逆冷为厥，有以气血逆乱病机为厥，有以病情严重为厥，如《素问·大奇论》云："暴厥者，不知与人言。"《素问·厥论》云："寒厥之为寒也，必从五指而上于膝。"鉴于厥的含义较多，本节厥证所讨论的范围是以四肢发凉发冷为主症的病证。现代医学中多种原因所致之手脚冰冷如贫血、心力衰竭、血管阻塞、交感神经紊乱等均属于本病范畴，可参照本病进行辨证论治。

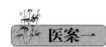 **医案一**

患者：李某，男，31岁。2020年11月10日初诊。

现病史：患者手足冷，腹胀，时有干呕，双小腿肌肉有紧张感，眠可，二便可，舌淡，苔薄白，双脉沉弦弱。

辨证：肝胃虚寒，经络不通证。

治则：暖肝和胃通络。

方药：吴茱萸汤合芍药甘草汤加味。吴茱萸10g，党参 10g，生姜 6g，大枣 6g，白芍 25g，川牛膝 25g，木瓜 15g，生甘草 6g，木香 10g，莱菔子 15g。颗粒剂，7 剂，冲服，每日 1 剂。

二诊：2020 年 11 月 17 日。药后手足冷明显减轻，腹胀减轻，干呕消失，双小腿肌肉紧张感减轻，舌淡，苔薄白，双脉弦，基本病机未变，上方微调继服。吴茱萸 8g，党参 10g，生姜 6g，大枣 6g，白芍 20g，川牛膝 20g，木瓜 15g，生甘草 6g，木香 10g，莱菔子 10g。颗粒剂，7 剂，冲服，每日 1 剂。

三诊：2020 年 11 月 24 日。药后手足冷消失，余症基本消失，继予上方善后巩固。吴茱萸 8g，党参 10g，生姜 6g，大枣 6g，白芍 20g，川牛膝 20g，木瓜 15g，生甘草 6g，木香 10g，莱菔子 10g。颗粒剂，7 剂，冲服，每日 1 剂。

药后诸症消失，病愈。

按语：厥证在临床上常以四肢冷为主要症状，轻者仅表现为手足凉，重者可手冷过肘、足冷过膝。引起厥证的病因主要有情志内伤、体虚劳倦、阳气不足、饮食不节等，常见气厥、血厥、寒厥、痰厥。

本案患者肝胃虚寒，阳气不足无以温养四末则手足冷，胃寒浊气上逆则腹胀干呕，肝寒筋脉拘急不利则小腿肌肉紧张。吴茱萸汤、芍药甘草汤均出自《伤寒杂病论》，原书记载："食谷欲呕，属阳明也，吴茱萸汤主之。""少阴病，吐利，手足逆冷，烦躁欲死者，吴茱萸汤主之。""干呕，吐涎沫，头痛者，吴茱萸汤主之。""呕而胸满者，吴茱萸汤主之。""若厥愈、足温者，更作芍药甘草汤与之，其脚即伸。"本案所用此两者合方加味，方中吴茱萸暖肝散寒，党参、大枣、生姜、甘草和胃止呕，白芍、川牛膝、木瓜舒筋和络，木香、莱菔子理气，诸药并用则胃和筋舒，寒去阳复，四末得温，手足冷自愈。

（邱海彤）

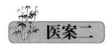 医案二

患者：李某，女，42岁。2021年1月22日初诊。

现病史：患者手足冷，恶寒，情绪差，心烦易怒，面部多痤疮，眠差，纳一般，左下腹时痛，大便干，小便可，舌红，苔黄偏干，脉左沉弦、右沉数。

辨证：少阳阳明合病。

治则：和解少阳，清利阳明。

方药：四逆散加味。柴胡12g，白芍20g，枳实12g，生甘草10g，大黄12g（后入），连翘15g，白鲜皮15g，乌梅15g，生地黄15g，玄参15g，凌霄花15g，牡丹皮

12g。颗粒剂，7剂，冲服，每日1剂。

二诊：2021年1月29日。药后手足冷消失，恶寒消失，情绪好转，痤疮减轻，眠仍差，纳一般，腹痛消失，大便较前顺畅，小便可，舌红，苔黄偏厚，双脉沉数，证属饮食积滞，治则消积导滞，予木香槟榔丸加减。木香10g，槟榔20g，青皮10g，陈皮10g，枳实10g，黄芩10g，莪术10g，黄檗10g，香附10g，大黄12g（后入），连翘15g，乌梅15g，酸枣仁40g。颗粒剂，7剂，冲服，每日1剂。

三诊：2021年2月5日。药后诸症好转，偶有心烦，上方微调善后，处方如下：木香10g，槟榔20g，青皮10g，陈皮10g，枳实10g，黄芩10g，莪术10g，黄檗10g，香附10g，大黄12g（后入），连翘15g，乌梅15g，栀子10g，酸枣仁40g。颗粒剂，14剂，冲服，每日1剂。

药后诸症消失，病愈。

按语：厥证的病机主要是气机逆乱，升降乖戾，气血阴阳不相顺接，病变所属脏腑主要在心、肝，涉及脾、肾，由于病理性质有虚实之分，临证时应根据不同类型区别虚实而辨治。

本案患者肝气郁滞、阳气不通则手足冷、恶寒、易怒；内有积滞、胃气不和则腹痛、便干、纳一般；积而化热、上扰心神则心烦、眠差；热迫血分、发于面部则生痤疮。

方中柴胡疏肝；白芍、乌梅柔肝；大黄、枳实通胃肠积滞；连翘、白鲜皮清热解毒；生地、玄参、凌霄花、牡丹皮凉血和血；生甘草调和诸药，全方正对病机，故取得良好效果。二诊时患者主要矛盾转为积滞，故用木香槟榔丸加减消积导滞。诸如此类手足冷非由阳虚而责之肝郁，可选用柴胡剂治疗，正如《伤寒论》所言："少阴病，四逆，其人或咳，或悸，或小便不利，或腹中痛，或泄利下重者，四逆散主之。"临床可根据兼证适当加减药物，常能取得满意疗效。

（邱海彤）

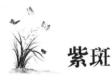

紫斑

紫斑是血液溢出于肌肤之间，皮肤表现青紫斑点或斑块的病证，亦有称为肌衄及葡萄疫者。如《医宗金鉴·失血总括》中说："皮肤出血曰肌衄。"《外科正宗·葡萄疫》中记载："感受四时不正之气，郁于皮肤不散，结成大小青紫斑点，色若葡萄，发在遍体头面。"现代医学中的原发性血小板减少性紫癜及过敏性紫癜，药物、化学和物理因素等引起的继发性血小板减少性紫癜等均属于本病范畴，可参照本病进行辨证论治。

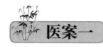 医案一

患者：蒋某，女，62 岁。2020 年 12 月 15 日初诊。

现病史：患者过敏性紫癜反复发作，在当地人民医院输液治疗效果不显，现紫斑集中在双下肢内侧，色鲜红，瘙痒明显，口臭，二便可，舌红，苔白厚，脉沉弦数。

辨证：湿热内蕴，血热妄行证。

治则：清热利湿，凉血解毒。

方药：四妙散合犀角地黄汤加减。苍术 10g，黄檗 10g，川牛膝 20g，生薏苡仁 15g，牡丹皮 12g，水牛角 15g，白鲜皮 15g，玄参 12g，龙葵 15g，鸡内金 15g。颗粒剂，7 剂，冲服，每日 1 剂。

二诊：2020 年 12 月 22 日。药后紫斑减少，颜色变淡，仍痒，舌红，苔白，脉沉弦，证属血热妄行，治则清热凉血，予犀角地黄汤加减。生地黄 25g，赤芍 12g，牡丹皮 12g，水牛角 15g，白鲜皮 15g，凌霄花 15g，玄参 10g，黄檗 10g，生石膏 15g。颗粒剂，7 剂，冲服，每日 1 剂。

三诊：2020 年 12 月 29 日。患者自诉几天前放羊后紫癜复作，紫斑集中在双下肢内侧，瘙痒，舌红，苔白，脉沉数，基本病机未变，处方微调如下：生地黄 25g，赤芍

12g，牡丹皮 12g，水牛角 15g，白鲜皮 15g，凌霄花 15g，玄参 10g，黄檗 12g，生石膏 20g，焦山楂 15g。颗粒剂，7 剂，冲服，每日 1 剂。

四诊：2021 年 1 月 5 日。药后紫斑基本消失，上方微调善后，处方如下：生地黄 30g，赤芍 12g，牡丹皮 15g，水牛角 15g，白鲜皮 15g，凌霄花 15g，玄参 10g，黄檗 12g，生石膏 20g，焦山楂 15g。颗粒剂，14 剂，冲服，每日 1 剂。

药后诸症消失，病愈。

按语：紫斑多发生在四肢，尤以下肢多见。皮肤呈点状或片状青紫斑块，大小不等，形状不一，用手指按压紫斑处，其色不褪，儿童及成人均会患本病，以女性居多。本病由火热熏灼，血溢脉外所致者为多，其中属实火者，当着重清热解毒；属虚火者，着重养阴清热。而凉血止血、化瘀消斑的药物，均可配伍使用。对于反复发作、久病不愈或气血亏虚、气不摄血者，又当益气摄血，并适当配伍养血止血、化瘀清斑的药物。

本案患者由于体内湿热过重，热迫血分，血热妄行，则血溢肌肤发生紫斑，血热风动则瘙痒，浊气上泛则口臭。四妙散见于清代医家张秉成所著的《成方便读》一书，与《丹溪心法》之二妙丸、《医学正传》之三妙丸乃一脉相承之剂，原方主治湿热下注之痿证，临床不论何病，凡证属下焦湿热者，皆可应用此方加减进行治疗。犀角地黄汤出自《备急千金要方》，原书记载此方为治"伤寒及温病应发汗而不汗之，内蓄血及鼻衄吐血不尽，内余瘀血，大便黑，面黄，消瘀血方"，临床不论何病，凡证属血热妄行或伴有瘀血者，皆可应用此方加减进行治疗。本案一诊方中苍术燥湿，薏苡仁利湿，黄檗清热燥湿，水牛角、白鲜皮、龙葵清热解毒，牡丹皮、玄参、川牛膝凉血活血，鸡内金消食积，方药与病机相合故而取效。以后几诊因湿热积滞基本得以清除，主要矛盾转为血热，故而以清热凉血为主，其间病情虽有反复，但因方药对证，患者紫斑最终得以消失。

（邱海彤）

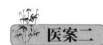 医案二

患者：费某，男，10岁。

现病史：患者活动后双下肢易出现紫斑，色泽明亮，时咳，二便可，舌质红，苔稍黄厚，脉略沉弦细。查体：双下肢无明显水肿，双下肢紫斑散在分布。辅助检查：肾功能（－），尿常规隐血（＋），西医诊为"紫癜性肾炎"。

辨证：风盛血热证。

治则：疏风散邪，凉血止血。

方药：消风散加减。荆芥 10g，防风 10g，蝉蜕 10g，乌贼骨 40g，茜草 10g，仙鹤草 25g，桔梗 10g，炙甘草 10g。颗粒剂，10 剂，冲服，每日 1 剂。

二诊：患者因劳累，紫斑无明显减少，咳止，二便可，苔薄白，脉略沉弦。治疗原则不变，上方去桔梗，加血余炭 10g。颗粒剂，14 剂，冲服，每日 1 剂。

三诊：双下肢紫斑明显减少，大便有时偏干，小便可，苔薄白，脉略弦沉。辅助检查：尿常规隐血（+-）。

继续服药 1 个月后尿常规正常，后坚持调理 2 个月，未复发。

按语：患者初诊时紫斑色泽明亮，此为急性期的典型表现，故治疗时要首先控制紫斑的发展，防止加重肾脏的损害，故治以疏风散邪、凉血止血，方药为自拟消风散加减。荆芥、防风、蝉蜕之辛散透达、疏风散邪，共为君药；另加乌贼骨、茜草、仙鹤草以凉血止血，控制紫癜，共为臣药；甘草清热解毒、和中调药，为佐使；加桔梗以宣利肺气。二诊咳止，紫斑减少不明显，说明风邪渐退，血热未减，去桔梗，加血余炭 10g 以增强凉血止血之功效。

（陈海霞）

内
科

109

八、肢体经络病证

痹证

　　痹证是以肢体筋骨、关节、肌肉等处发生疼痛、酸楚、重着、麻木，或关节屈伸不利、僵硬、肿大、变形及活动障碍为主要表现的病证。古代文献对本病认识较早，早在《黄帝内经》中就有相关记载，如《素问·痹论》云："风寒湿三气杂至，合而为痹也。""所谓痹者，各以其时，重感于风寒湿之气也。"现代医学中的痛风、风湿性关节炎、类风湿关节炎、强直性脊柱炎、骨性关节炎等均属于本病范畴，可参照本病进行辨证论治。

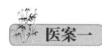
医案一

　　患者：沙某，女，75岁。2020年11月20日初诊。

　　现病史：患者双腿疼痛，右下肢乏力，耳鸣，眠差，纳可，二便可，有糖尿病史，舌质可，舌体略大，苔黄腻，脉左弦数、右沉。

辨证：肝经湿热阻络证。

治则：清肝利湿活络。

方药：龙胆泻肝汤加味。龙胆草 8g，栀子 10g，黄芩 10g，柴胡 12g，生地黄 15g，车前子 15g，泽泻 12g，木通 10g，生甘草 6g，当归 15g，徐长卿 15g，合欢花 30g。颗粒剂，14 剂，冲服，每日 1 剂。

二诊：2020 年 12 月 4 日。药后诸症减轻，小腿仍有疼痛，舌质可，苔薄白，双脉弦，证属肝气郁滞、经络不通，治则疏肝通络，予柴胡疏肝散加味：柴胡 12g，白芍 20g，川芎 12g，枳壳 15g，陈皮 10g，生甘草 6g，香附 10g，鸡内金 12g，路路通 15g，川牛膝 25g，酸枣仁 30g。颗粒剂，14 剂，冲服，每日 1 剂。

三诊：2020 年 12 月 18 日。药后诸症消失，予上方 14 剂调理巩固。

按语：痹证的病因常以禀赋不足、外邪入侵、饮食不节、年老久病、劳逸不当等为主，病位在经脉，累及肢体、关节、肌肉、筋骨，日久损伤肝肾，病机多从风、寒、湿、热、痰、瘀、虚立论。痹证属本虚标实，急性期常以风、寒、湿、热等实证多见，以祛风散寒除湿清热为法。

本案患者肝经湿热下注、阻滞经络不通则双腿疼痛，右下肢乏力，湿热中阻、清阳不升则耳鸣，湿热扰神则眠差。龙胆泻肝汤出自《医方集解》，原书记载此方主治为："肝胆经实火湿热，胁痛耳聋，胆溢口苦，筋痿阴汗，阴肿阴痛，白浊溲血。"临床不论何病，凡证属肝经湿热者，皆可应用此方加减进行治疗。本案所用方中龙胆草、栀子、黄芩清肝热；车前子、泽泻、木通利水湿；生地黄、当归养肝体兼防燥药伤阴；柴胡疏肝用兼领诸药入肝经；徐长卿止痛活络；合欢花解郁安神；生甘草调和诸药。复诊时病机由湿热下注转为气滞络阻，故改方为柴胡疏肝散加味，由此可见中医讲究治在当下，临证需灵活变通，不可先入为主，证变，病机变，方药亦变，正如仲景所言："观其脉证，知犯何逆，随证治之。"

（邱海彤）

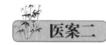
医案二

患者：岳某，女，40 岁。2020 年 10 月 20 日初诊。

现病史：患者两足跟痛，X 线片提示跟骨刺，纳可，眠可，二便可，舌质可，苔薄白，脉右尺弱左沉弦。

辨证：肝肾亏虚，筋脉不利证。

治则：补益肝肾，舒筋通脉。

方药：芍药甘草汤合六味地黄丸加减。白芍 30g，生甘草 6g，川牛膝 20g，生地黄 20g，山萸肉 12g，山药 20g，威灵仙 15g，秦艽 10g。颗粒剂，7 剂，冲服，每日 1 剂。

二诊：2020 年 10 月 27 日。药后足跟痛减轻，纳可，眠可，二便可，舌质可，苔薄白，脉沉细，基本病机未变，上方稍作加减继服，处方如下：白芍 30g，生甘草 6g，川牛膝 20g，生地黄 25g，山萸肉 12g，山药 20g，威灵仙 15g，木瓜 10g，丝瓜络 20g。颗粒剂，7 剂，冲服，每日 1 剂。

药后诸症皆减，效佳。

按语：痹证属本虚标实，间歇期或慢性期以气血不足、肝肾亏虚等虚证为多，故以益气养血、补益肝肾等为主要治法。

本案患者足跟痛是由于肝肾阴血不足，不能濡养筋脉，不荣则痛。芍药甘草汤出自《伤寒杂病论》，原书记载："若厥愈、足温者，更作芍药甘草汤与之，其脚即伸。"临床不论何病，凡证属肝阴不足、筋脉不利者，皆可应用此方加减进行治疗。六味地黄丸出自《小儿药证直诀》，原书记载此方主治为小儿"肾怯失音，囟开不合，神不足，目中白睛多，面色㿠白等"。临床不论何病，凡证属肾阴不足者，皆可应用此方加减进行治疗。本案所用方中白芍、山萸肉、生甘草酸甘化阴，养肝舒筋，生地黄、山药补益肾精，川牛膝补肝肾、利血脉，威灵仙止痛、通经络，秦艽舒筋活络，诸药合用使肝肾得养，筋脉得荣，经络得通，则足跟痛自然减轻。

（邱海彤）

腰痛

腰痛是以腰脊或脊旁部位疼痛为主要表现的病证，因腰部感受外邪，或因劳伤，或由肾虚而引起气血运行失调，脉络绌急，腰府失养所致。古代文献对本病认识较早，早在《黄帝内经》中就有相关记载，如《素问·刺腰痛》云："衡络之脉，令人腰痛，不可以俯仰，仰则恐仆，得之举重伤腰，衡络绝，恶血归之。"现代医学中的腰肌纤维炎、腰椎骨质增生、腰椎间盘病变、腰肌劳损等腰部病变均属于本病范畴，可参照本病进行辨证论治。

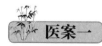 **医案一**

患者：张某，男，34岁。2020年12月25日初诊。

现病史：患者腰痛，口中有异味，晨起呕吐，腹胀，眠差，小便时频，大便不畅，舌红，苔腻微黄，脉左沉数，右沉弦。

辨证：气滞湿热阻络证。

治则：行气导滞通络。

方药：木香槟榔丸加减。木香10g，槟榔25g，青皮10g，陈皮10g，枳实10g，黄芩10g，莪术10g，莱菔子15g，香附10g，川牛膝20g，焦三仙各30g，黄连6g，肉桂4g，合欢花30g。颗粒剂，7剂，冲服，每日1剂。

二诊：2021年1月1日。药后腰痛消失，晨起恶心，余症均有减轻，舌质可，苔薄白，双脉略弦，基本病机未变，予上方加减善后，处方：木香10g，槟榔25g，青皮10g，陈皮10g，枳实10g，黄芩10g，莪术10g，莱菔子15g，栀子10g，橘红10g，杏仁10g，焦三仙各30g，黄连6g，肉桂4g，合欢花30g。颗粒剂，7剂，冲服，每日1剂。

药后诸症消失，病愈。

按语：腰痛的病因以外邪侵袭、体虚年老、跌仆闪挫为主，病位在肾，与经脉相关。病机为邪阻经脉，腰府失养。病理因素主要是气滞、痰湿、瘀血等。

本案患者腰痛由于气滞湿热阻滞经络、不通则痛，气滞则腹胀，湿热中阻、脾胃气机升降失常则呕吐、二便不利，浊气上泛则口有异味，湿热扰神则眠差。木香槟榔丸出自

《儒门事亲》，原书记载："膜胀：浊气在上不散，可服木香槟榔丸，青皮、陈皮。属大肠为浊气逆，肺金为清气逆，气化则愈矣。""凡一切虫兽所伤，及背疮肿毒，杖疮揿发，或透入里，可服木香槟榔丸七八十丸，或至百余丸，生姜汤下五七行，量虚实加减用之。"临床不论何病，凡证属气机不利、湿热饮食积滞者，皆可应用此方加减进行治疗。本案所用方中木香、槟榔、香附行气，青皮、陈皮燥湿，枳实、莪术、莱菔子、焦三仙导滞，黄芩、黄连清热，川牛膝通经脉，合欢花安神，肉桂反佐，诸药合用使得气行湿化热除滞消络通，导致患者腰痛的病理因素得以去除，故腰痛自止。

（邱海彤）

医案二

患者：高某，女，65岁。2020年12月15日初诊。

现病史：患者腰酸腰痛，头晕头沉，面目水肿，乏力，尿频，腹泻，纳可，眠可，舌质可，苔薄白，双脉沉弱。

辨证：肾气不足，水湿内停证。

治则：温肾化气利水。

方药：肾气丸加减。山萸肉12g，山药20g，生地黄

15g，牡丹皮 10g，茯苓 15g，泽泻 10g，肉桂 10g，黄芪 20g，萆薢 12g，车前子 20g。颗粒剂，7 剂，冲服，每日 1 剂。

二诊：2020 年 12 月 22 日。药后腰酸腰痛减轻，余症亦均有好转，上方略调继服，处方：山萸肉 12g，山药 20g，生地黄 15g，牡丹皮 10g，茯苓 20g，泽泻 10g，肉桂 10g，黄芪 20g，萆薢 12g，车前子 20g，鸡内金 15g。颗粒剂，7 剂，冲服，每日 1 剂。

三诊：2020 年 12 月 29 日。药后腰酸腰痛基本消失，余无明显不适，继予上方善后调理，颗粒剂，14 剂，冲服，每日 1 剂。

按语：腰痛治疗应辨清虚实，感受外邪与外伤腰痛属实，宜根据情况的不同或清利或化瘀；内伤所致腰痛多属虚，宜以补肾固本为主。

本案患者年高肾精肾气均不足、不能充养肾府则腰酸腰痛，肾气亏虚、气化不利、水液代谢失常则面目水肿、尿频、腹泻，脾气不足则乏力。肾气丸出自《金匮要略》，原书记载："虚劳腰痛，少腹拘急，小便不利者，八味肾气丸主之。""夫短气有微饮，当从小便去之，茯苓桂枝白术甘草汤主之，肾气丸亦主之。""男子消渴，小便反多，以饮一斗，小便一斗，肾气丸主之。""问曰：妇人病，饮食如故，烦热不得卧，而反倚息者，何也？师曰：此名转胞，不得溺也。

以胞系了戾，故致此病，但利小便则愈，宜肾气丸主之。"
临床不论何病，凡证属肾气亏虚者，皆可应用此方加减进
行治疗。方中山萸肉、山药、生地黄养阴填精，茯苓、泽泻、
萆薢、车前子利水渗湿，牡丹皮活血通络，黄芪益脾气，
肉桂温肾助气化，诸药合用使脾肾之气得充，肾精得养，
水湿得以去除，则腰痛逐渐减轻。

（邱海彤）

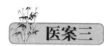 **医案三**

患者：女性，27岁。

现病史：腰腿部冷痛3个月余，伴有手足麻凉，身畏寒，
纳差，脘痛阵作，月经正常，二便正常，舌质淡，舌苔薄白，
脉略弦。

辨证：肝经虚寒，寒邪痹阻证。

治则：温经散寒通络。

方药：当归四逆汤加减。当归10g，细辛3g，通草
10g，桂枝12g，白芍10g，熟附子12g，怀牛膝20g，炙甘
草10g，大枣5g。颗粒剂，10剂，冲服，每日1剂。

二诊：患者腰腿部冷痛感明显减轻，手足麻凉感减轻，
感身有热感，脘痛未作，舌苔薄白，脉略沉弦。上方改熟

附子为 15g。颗粒剂，14 剂，冲服，每日 1 剂。

药后诸症皆除，病愈。

按语：本案患者为寒邪阻滞经络所致，寒凝则血瘀，"血为气之母"，血行不利，阳气不能达于四末，"气为血之帅"，营血不能充盈血脉，故出现四肢、腰部的冷痛、麻凉，舌苔薄白，脉略沉弦，皆为寒邪痹阻之象。故治以温经散寒通络之当归四逆汤，散寒与温阳并用，温通经脉，使卫气营血得以充养四肢经络；合怀牛膝以补肝益肾，强腰膝，活血通络；合以芍药、甘草调和肝脾、缓急止痛，则病可除。二诊加大熟附子用量至 15g，以加大温经散寒之力，阳气达于四末，则经络得以温通，症除。

（陈海霞）

内科

119

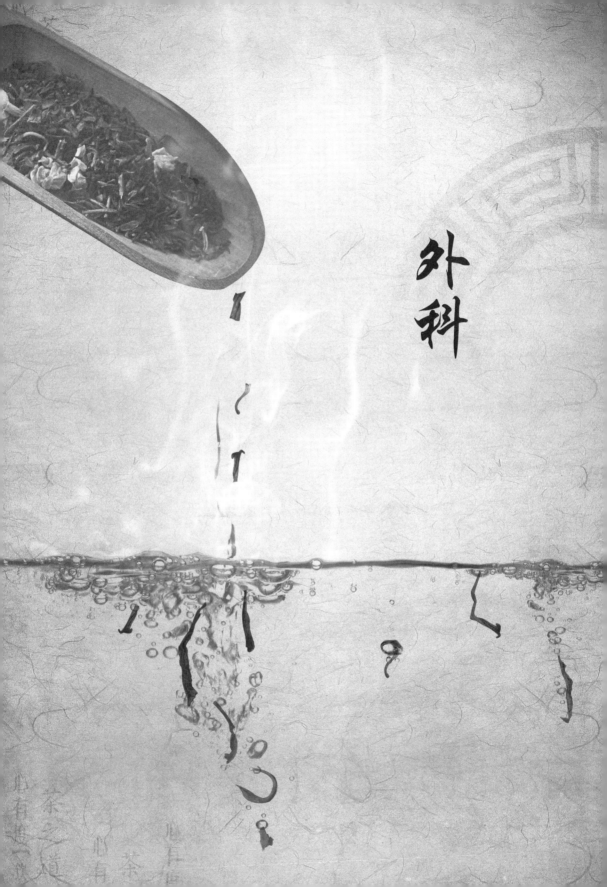

外科

风瘙痒

风瘙痒是一种无明显原发性皮肤损害而以瘙痒为主要症状的皮肤感觉异常的皮肤病，亦称痒风。中医文献中又称之为"风痒""血风疮""痒风""谷道痒""阴痒"等。其临床特点是皮肤阵发性瘙痒，搔抓后常出现抓痕、血痂、色素沉着和苔藓样变等继发性损害。《诸病源候论》云："风瘙痒者，是体虚受风，风入腠理，与气血相搏，而俱往来于皮肤之间。邪气微，不能冲击为痛，故但瘙痒也。"《外科证治全书·痒风》记载："遍身瘙痒，并无疮疥，搔之不止。"现代医学中的皮肤瘙痒症可参照本病进行辨证论治。

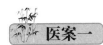 **医案一**

患者：郑某，女，29岁。2020年11月16日初诊。

现病史：患者周身瘙痒，脱换衣服时明显，腰部及足踝处明显，纳眠可，二便可。舌质淡红，舌苔薄白，脉细弦。

辨证：营卫不和证。

治则：调和营卫，祛风止痒。

方药：桂枝汤加减。桂枝 10g，白芍 25g，生姜 8g，大枣 6g，炙甘草 6g，荆芥 10g，防风 10g。颗粒剂，4 剂，冲服，每日 1 剂。药后痒止，病愈。

按语：风瘙痒好发于老年及青壮年人，多见于冬季，少数也有夏季发作者。禀赋不耐，血热内蕴，外感之邪侵袭，则易血热生风，因而致痒；久病体弱，气血亏虚，风邪乘虚外袭，血虚易生风，肌肤痒而致本病；饮食不节，过食辛辣、油腻，或饮酒，损伤脾胃，湿热内生，化热生风，内不得疏泄，外不得透达，郁于皮肤腠理而发本病。

本案患者无明显虚实寒热的症状，因此从表证入手，辨为营卫不和。外感风邪，风性疏泄，卫气因之失其固护之性，不能固守营阴，营阴不能内守而外泄，营阴外泄不能营养肌腠，故肌肤瘙痒。故治当以调和营卫，祛风止痒，予桂枝汤加减。桂枝汤加重白芍用量，以益阴敛营，敛固外泄之营阴，加荆芥、防风祛风止痒。

（孟凡东）

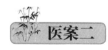

医案二

患者：刁某，男，37 岁。2020 年 12 月 25 日初诊。

现病史：患者周身瘙痒，腹胀，眼睛浑浊，手心出汗，头沉时作，口渴，耳鸣，心烦时作，纳眠可，二便可。舌质淡红，舌苔稍黄腻，脉左沉弦，右沉。

辨证：湿热内蕴证。

治则：清热利湿，解毒止痒。

方药：清中化湿汤加减。清半夏10g，陈皮10g，茯苓25g，枳实10g，黄芩10g，栀子10g，远志10g，石菖蒲12g，川芎12g，藿香10g，木通10g，鸡内金10g。颗粒剂，7剂，冲服，每日1剂。

药后痒止，诸症消失，病愈。

按语：本案患者湿热内生，化热生风，内不得疏泄，外不得透达，郁于皮肤，故见瘙痒；湿困脾胃，气机失畅，故脘腹胀满；湿性重浊，困遏清阳，导致清阳不升，故头沉；湿浊在上，犯于目系，故致眵多，目混；湿热内郁，津液不化，故口中作渴；脾胃湿热，迫津外泄，故见手心汗出；耳鸣、心烦则为里热之佐证；舌体胖大，舌苔稍黄腻皆为湿热内蕴之征。故治当以清热利湿，解毒止痒，予清中化湿汤加减治疗。半夏、陈皮、茯苓共奏燥湿运脾之功，黄芩、栀子苦寒清热利湿，枳实降气理气以和胃，加远志、石菖蒲醒神益智，聪耳明目，加川芎，上行头目，旁通经络，祛风通络，加藿香芳香化湿，治湿热中阻所致的脘腹痞闷，加木通助栀子利尿通淋，使湿热之邪下行从小便排出，加鸡内金健胃消食，化积通淋。

（孟凡东）

湿疮

　　湿疮是一种过敏性炎症性皮肤疾患。其临床特点是皮损对称分布，多形损害，剧烈瘙痒，有渗出倾向，反复发作，易成慢性等。中医古代文献无湿疮之名，一般依据其发病部位、皮损特点而有不同的名称，若浸淫遍体，滋水较多者，称浸淫疮；以丘疹为主者，称血风疮或粟疮；发于耳部者，称旋耳疮；发于乳头者，称乳头风；发于手部者，称㿠疮；发于脐部者，称脐疮；发于阴囊者，称肾囊风或绣球风；发于四肢弯曲部者，称四弯风；发于婴儿者，称奶癣或胎症疮。如《医宗金鉴·外科心法要诀》记载："浸淫疮……此证初生如疥，瘙痒无时，蔓延不止，抓津黄水，浸淫成片，由心火、脾湿风而成。"现代医学中的湿疹可以参考本篇论治。

医案

患者：颜某，男，1.5 岁。2020 年 12 月 1 日初诊。

现病史：患儿周身起丘疹，瘙痒，反复发作，易烦躁，纳食可，二便可。舌质淡红，舌苔稍黄，脉可。

辨证：脾胃伏火证。

治则：清胃泻火，利湿止痒。

方药：泻黄散加减。藿香 2g，栀子 2g，佩兰 2g，防风 2g，生石膏 2g，牡丹皮 2g，白鲜皮 2g，玄参 2g。颗粒剂，7 剂，冲服，每日 1 剂。

药后痒止，诸症消失，病愈。

按语：婴儿湿疮是发生于 1～2 岁婴儿的过敏性皮肤病。多由于禀性不耐，脾胃运化失职，内有胎火湿热，外受风湿热邪，两者蕴阻肌肤而成；或因消化不良，食物过敏，衣服摩擦，肥皂水洗涤刺激等诱发。

本案患者乃脾胃积火，郁于肌腠。脾胃积热，湿热蓄积，内不得疏泄，外不得透达，郁于肌肤腠理之间，故见皮肤瘙痒，疹出红色；湿邪缠绵难愈，故易反复发作；脾胃实火上炎，易扰心神，故见烦躁；舌质红，舌苔稍黄俱为脾胃积热之候。故治当以清胃泻火，利湿止痒，予泻黄散加减治疗。石膏、栀子清泻脾胃积热，防风疏散脾经伏火，藿香、佩兰芳香化湿，醒脾和胃，牡丹皮、白鲜皮、玄参为经验用药，以清热燥湿，凉血解毒。

（孟凡东）

白疕

白疕是一种易于复发的慢性红斑鳞屑性皮肤病。《外科大成》谓其："肤如疹疥，色白而痒，搔起白疕，俗称蛇虱，由风邪客于皮肤，血燥不能荣养所致。"《外科证治全书》记载："白疕，一名疕风，皮肤燥痒，起如疹疥而色白，搔之屑起，渐至肢体枯燥拆裂，血出痛楚，十指间皮厚而莫能搔痒。因岁金太过，至秋深燥金用事，易得此证，多患于血虚体瘦之人。"现代医学中的银屑病属于本病范畴，可参照本病进行辨证论治。

医案

患者：王某，女，49岁。2020年9月23日初诊。

现病史：患者皮肤出现红色斑块，以头面、肘部、下肢较为集中，瘙痒，覆盖有银白色鳞屑，无关节疼痛，纳眠可，二便调，舌红，苔黄厚，双脉沉弦数。

辨证：血热湿蕴证。

治则：清热利湿凉血。

方药：四妙散合犀角地黄汤加减。夏枯草 15g，茵陈 10g，苦参 10g，连翘 10g，生薏苡仁 15g，牡丹皮 12g，白鲜皮 15g，凌霄花 15g，水牛角 15g，生石膏 15g，玄参 10g。颗粒剂，28 剂，冲服，每日 1 剂。

二诊：2020 年 10 月 23 日。药后皮肤斑块范围较前减少，颜色变淡，瘙痒减轻，余无不适，舌质可，苔薄白，双脉沉弦，证属血热妄行，治则清热凉血，予犀角地黄汤加减，处方：生地黄 20g，赤芍 12g，牡丹皮 12g，水牛角 15g，白鲜皮 15g，川芎 12g，川牛膝 15g，玄参 15g，凌霄花 15g。颗粒剂，28 剂，冲服，每日 1 剂。

三诊：2020 年 11 月 20 日。药后皮肤斑块基本消失，无瘙痒，予上方微调善后，颗粒剂，继服 28 剂，冲服，每日 1 剂。

按语：白疕初起多为风寒或风热之邪侵袭肌肤，以致营卫失和，气血不畅，阻于肌表而发；或兼湿热蕴积，外不能宣泄，内不能利导，阻于肌表而发。病久则气血耗伤，血虚风燥，肌肤失养，迁延不愈，反复发作。

本案患者热毒伏于血分，迫血妄行，发于肌肤则皮肤现红色斑块，血热生风则瘙痒，湿热泛溢肌肤则起银白色鳞屑。方中苦参、生石膏、茵陈、生薏苡仁清热燥湿利湿，夏枯草、连翘、白鲜皮清热解毒止痒，牡丹皮、凌霄花、水牛角、玄参清热凉血，诸药合用，气营两清，凉血利湿，切中病机，故取佳效。

（邱海彤）

外科

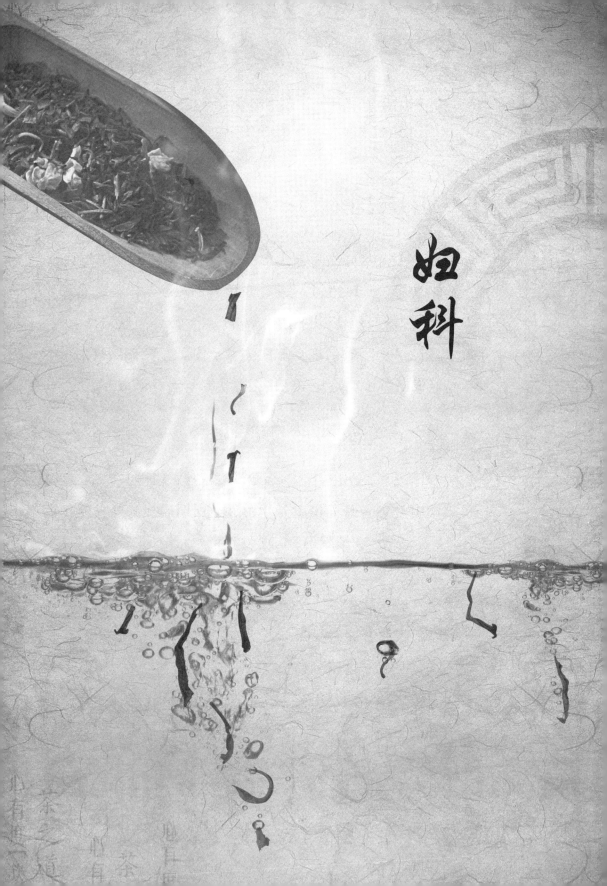

妇科

月经过少

月经过少是指月经周期正常，经量明显少于平时正常经量的1/2，或少于20mL，或行经时间不足2天，甚或点滴即净者。王叔和《脉经·平妊娠胎动血分水分吐下腹痛证》中就有"经水少"的记载。西医学中子宫发育不良，卵巢储备功能低下等出现的月经过少，可参照本病辨证论治。

 医案

患者：汝某，女，42岁。2020年11月13日初诊。

现病史：患者月经量少4年，月经周期规律，经色略黑，经量逐渐减少，纳眠可，二便可。舌质淡红，舌苔稍白，脉沉弦。

辨证：肝气郁滞证。

治则：疏肝解郁，行气止痛。

方药：柴胡疏肝散加减。柴胡12g，白芍25g，川芎10g，枳壳15g，陈皮10g，生甘草6g，香附10g，木香10g，莱菔子15g，益母草15g。颗粒剂，7剂，冲服，每日1剂。

药后经量正常，病愈。

按语：月经过少发病机制有实有虚，虚者精血亏少，冲任气血不足，经血乏源；实者寒凝痰瘀阻滞，冲任气血不畅。月经过少辨证重在月经色质的变化，并结合全身证候及舌脉，辨其虚、实、瘀。治疗重在补肾养血，活血调经，虚者补之，实者泻之。

本案患者肝气郁结，木失调达，疏泄失司，故见月经量少；脉沉弦为肝郁不舒之征；肝郁日久不解而化热，煎灼津血，故见月经色略黑。故遵"木郁达之"之旨，予柴胡疏肝散加减，以疏肝解郁，行气止痛。柴胡条达肝气而疏郁结，香附疏肝行气止痛，川芎行气活血，开郁止痛，二药共助柴胡疏肝解郁，陈皮理气行滞和胃，枳壳行气止痛，以疏理肝脾，芍药养血柔肝，缓急止痛，与柴胡合用，养肝体，助肝用，且防辛香之品耗伤气血，生甘草调和药性，加木香、莱菔子行气止痛，健脾消食，以防肝郁传脾，横逆犯胃，加益母草活血调经，祛瘀通经。

（孟凡东）

崩漏

妇女不在行经期间阴道突然大量出血，或淋漓下血不断者，称为"崩漏"，前者称为"崩中"，后者称为"漏下"。若经期延长达2周以上者，应属崩漏范畴，称为"经崩"或"经漏"。崩与漏的出血情况虽不相同，但其发病机制是一致的，而且在疾病发展过程中常相互转化，如血崩日久，气血耗伤，可变成漏，久漏不止，病势日进，也能成崩，所以临床上常常崩漏并称。正如《济生方》说："崩漏之病，本乎一证，轻者谓之漏下，甚者谓之崩中。"本病属常见病，常因崩与漏交替，因果相干，致使病变缠绵难愈，成为妇科的疑难重症。本病相当于西医学无排卵型功能失调性子宫出血病。生殖器炎症和某些生殖器肿瘤引起的不规则阴道出血亦可参照本病辨证治疗。

 医案

患者：李某，女，27岁。

现病史：月经淋漓不断8年。月经淋漓日久不净，色深红，质稠，口渴烦热，心气不宁，夜卧不安，舌质红略暗，根苔略黄厚，关脉滞涩。

辨证：气滞血瘀，冲任不畅证。

治则：化瘀达郁，行血止血。

方药：四逆散加减。柴胡 12g，白芍 10g，枳实 10g，甘草 6g，香附 12g，鸡血藤 30g，穿山甲 12g，茜草 12g，当归 12g，合欢花 12g。颗粒剂，8 剂，冲服，每日 1 剂。

二诊：下血减少，但尚觉腰膝酸软，脉左关沉细。治以补肝肾，养血调经。上方去茜草、枳实，加川续断 30g、菟丝子 30g、巴戟天 20g、山茱萸 12g。颗粒剂，15 剂，冲服，每日 1 剂。

药后月经周期逐渐正常，各症均消失，病愈。

按语：崩漏的主要病机是冲任损伤，不能制约经血。引起冲任不固的常见原因有肾虚、脾虚、血热和血瘀。治疗应根据病情的缓急轻重、出血的久暂，采用"急则治其标，缓则治其本"的原则，灵活运用塞流、澄源、复旧三法。

本案患者下血量多，色紫成块，素急躁易怒，关脉滞涩等症，辨证为气滞血瘀，冲任不畅，以致胞脉阻滞，血不循经而漏下。处方之意遵《内经》"甚者独行"之意，并以柴胡、白芍、枳实、香附、合欢花疏肝行气解郁，以鸡血藤、穿山甲、茜草、当归大队理气活血之品，荡积破瘀，疏瀹地道，以甘草调和诸药，使冲任通畅，新血归经，而漏下自止。二诊血已止，则又以川续断、菟丝子、巴戟天、山茱萸补肝肾，复冲任，以固经漏之源，兼予理气化瘀，以清经漏之源，此即"间者并行"之法，俾源固流畅，气顺血和，且无经血泛滥之虞。

（陈海霞）

月经先期

月经先期是月经周期提前7天以上，甚至10余天一行，连续3个周期以上者。月经先期属于以周期异常为主的月经病，常与月经过多并见，严重者可发展为崩漏，应及时进行治疗。《普济本事方·妇人诸疾》记载："阳气乘阴则血流散溢……故令乍多而在月前。"西医学月经频发可参照本病辨证论治。

 医案

患者：杨某，女，36岁。2020年12月29日初诊。

现病史：患者生育二胎后月经周期缩短、经期提前2年余，月经颜色正常，量多，偶有血块，心烦，纳眠可，二便调。舌质淡红，舌苔薄白，脉沉细弦，左弱。患者 1 年前发现贫血，自服铁剂、阿胶、大枣等补血。

辨证：肝郁血虚内热证。

治则：养血健脾，疏肝清热。

方药：丹栀逍遥散加减。当归 12g，白芍 25g，柴胡 12g，茯苓 15g，白术 12g，生甘草 6g，薄荷 10g，牡丹皮 10g，栀子 10g，益母草 15g，黄芪 15g。颗粒剂，14 剂，冲服，每日 1 剂。

药后诸症减，月经周期恢复正常。

按语：月经先期的病因病机主要是气虚和血热。气虚则统摄无权，冲任不固；血热则热扰冲任，伤及胞宫，血海不宁，均可致使月经先期而至。月经先期的辨证重在观察月经量、色、质的变化，并结合全身证候和舌脉，辨其虚、实、热。治则以益气固冲，清热调经。

本案患者肝郁血虚日久，生热化火，肝木不能条达，肝体失于柔和，故见月经血块，脉细弦；肝疏泄失司，郁而化火，故见贫血，月经量多，经期提前；肝郁而化火，故见心烦。故治当以养血健脾，疏肝清热，予丹栀逍遥散加减治疗。柴胡疏肝解郁，使肝郁得以条达，当归养血和血，白芍养血敛阴，柔肝缓急，归芍与柴胡同用，补肝体而助肝用，使血和则肝和，血充则肝柔，白术、茯苓、生甘草健脾益气以防肝病传脾，且使营血生化有源，薄荷疏散郁遏之气，透达肝经郁热，牡丹皮清血中之伏火，栀子清肝热，泻火除烦，并导热下行，加益母草活血调经清热，加黄芪补气生津养血，且又补气以生血，合当归又有当归补血汤的基础，两者合用加强补气生血之力。

（孟凡东）

痛经

痛经是指妇女正值经期或经行前后，出现周期性小腹疼痛或伴腰骶酸痛，甚至剧痛晕厥，影响正常工作及生活的疾病。早在《金匮要略·妇人杂病脉证并治》就有记载："带下，经水不利，少腹满痛，经一月再见者，土瓜根散主之。"西医学原发性痛经、子宫内膜异位症、子宫腺肌病、盆腔炎性疾病或宫颈狭窄等引起的继发性痛经可参照本病辨证论治。

医案一

患者：邓某，女，16岁。2020年12月25日初诊。

现病史：患者经期腹痛，经前出现腹泻、呕吐，经期第1、第2天出现腹痛，月经经量正常，色黯有块，现月经已行5天，纳眠可，二便可。舌质淡红，舌苔薄白，脉细弦。

辨证：寒凝气滞证。

治则：行气疏肝，散寒止痛。

方药：天台乌药散加减。乌药 10g，木香 10g，茴香 10g，川楝子 12g，青皮 10g，槟榔 15g，益母草 15g，桂枝 10g。颗粒剂，14 剂，冲服，每日 1 剂。

按语：痛经病因有生活所伤、情志不和、六淫为害。痛经的病位在冲任与胞宫，其发生与冲任、胞宫的周期性生理变化密切相关。病因病机可概括为"不荣则痛"或"不通则痛"，其证重在明辨虚实寒热。若素体肝肾亏损，气血虚弱，经期前后，血海满而溢泄，气血骤虚，冲任、胞宫失养，故"不荣则痛"；若由于肝郁气滞，寒邪凝滞，湿热郁结等因素导致的瘀血阻络，客于胞宫，损伤冲任，气血运行不畅，故"不通则痛"。经期重在调血止痛以治标，及时缓解，控制疼痛；平素辨证求因以治本。

本案患者乃经期受寒，寒凝肝脉，冲任气血运行不畅，气血阻滞，故见腹痛；寒凝血瘀，故见月经色黯有块；寒凝肝脉，肝病犯脾，脾阳受损，不能运化水谷精微，故见腹泻；横逆犯胃，胃气受损，不能受纳腐熟水谷，故见呕吐；

脉细弦亦是肝郁脾虚之象。故治当以行气疏肝，散寒止痛，予天台乌药散加减治疗。乌药行气疏肝，散寒止痛，青皮、木香疏肝行气止痛，小茴香暖肝散寒，槟榔下气导滞，能直达下焦而破坚，川楝子理气止痛，加益母草活血调经，祛瘀通经，加桂枝温通经脉，散寒止痛，治疗寒凝血滞诸痛证。

（孟凡东）

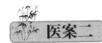 医案二

患者：谢某，女，30岁。

现病史：患者因婚后习惯性流产，精神紧张，急躁易怒，后出现月经周期紊乱，经水色紫，月经前后不定期，经前乳胀，临行腹痛，腹痛剧烈，伴腰膝酸软，手足不温。舌苔薄白，质红，脉弦。

辨证：肝郁气滞，冲任瘀阻证。

治则：理气活血通经。

方药：四逆散加减。柴胡 15g，白芍 12g，枳实 12g，甘草 6g，香附 12g，益母草 30g，川芎 12g，王不留行 30g，菟丝子 30g，巴戟天 30g。颗粒剂，18 剂，冲服，每日 1 剂。

药后月经周期正常，诸症悉除。

按语：本案患者情志不遂，气机郁遏不能疏泄，导致阳气内郁，不能达于四末，而见手足不温。这种四逆与阴寒四肢厥逆有本质的区别，后者治以温阳散寒，痛可减轻，易鉴别。本案病因为情志所伤，以致肝郁气滞、冲任不和，而致胞宫气血瘀滞，不通则通。正如《丹溪心法》说："经水将来作痛者，血实也。临行时腹痛，乃有郁滞有瘀血也。"又如《景岳全书》曰："经行腹痛，或因血滞，或为气滞。然实痛，多痛于未行之前，经通而痛自减。"依据"不通则通，痛则不通"的理论，实则行而通之，应用柴胡、白芍、枳实、香附疏肝理气，益母草、川芎、王不留行理气活血通经，甘草调和诸药，使气顺血和，经行通畅。方证合拍，效如桴鼓。

（陈海霞）

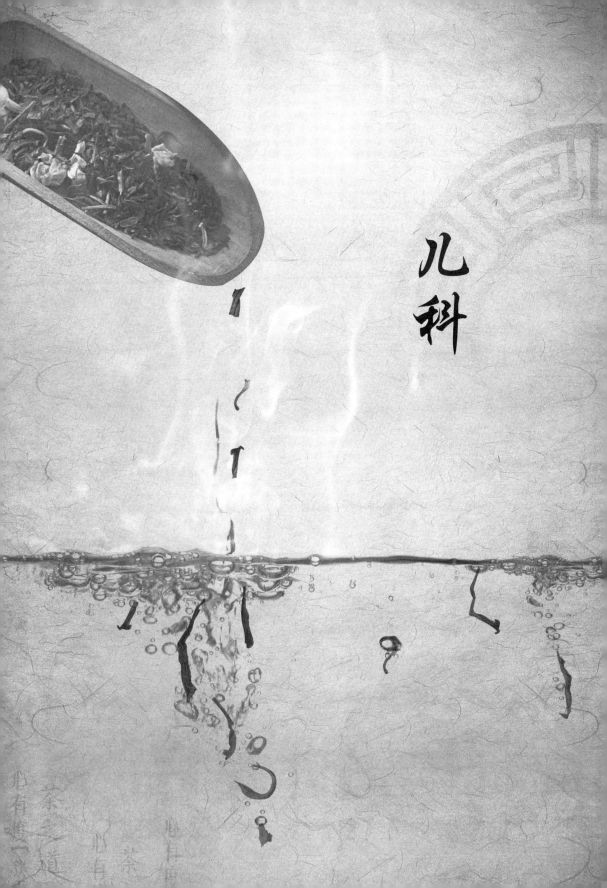

儿科

小儿发热

发热是指体温超过正常范围高限，是小儿常见的症状之一。引起小儿发热的原因有很多种，且不同疾病过程中也可出现不同程度的体温升高。婴幼儿时期，由于机体发育尚不健全，免疫功能尚不成熟，小儿脏腑娇嫩，形气未充，为稚阴稚阳之体，五脏六腑成而未全，全而未壮，肺常不足，易出现卫外不固而为外邪侵袭；脾胃薄弱，容易出现运化功能失常。这些因素均可导致小儿发热。临床中一些感染性疾病和非感染性疾病及某些变态反应的病程中所出现的发热可参考本病进行辨证论治。

医案一

患者：秦某，女，13岁。2020年12月7日初诊。

现病史：患儿持续反复发热一个半月，热势呈周期性，朝轻暮重，体温波动在37.8～38.2℃，怕冷，自汗出。在省立医院确诊为"EB病毒感染"，骨髓穿刺无异常，曾口服蒲地蓝口服液，静脉滴注更昔洛韦等抗生素均无好转，纳眠尚可，月经颜色及经量均正常，大便偏稀。口中苦，时心烦，舌质可，舌苔稍白，舌边有齿痕。左脉沉、右脉沉弦。

辨证：少阳湿热证。

治则：和解少阳，清利湿热。

方药：蒿芩清胆汤加减。青蒿15g，黄芩10g，滑石15g，生甘草6g，陈皮10g，清半夏10g，茯苓15g，枳实10g，竹茹10g，柴胡12g，葛根10g，黄芪20g，藿香10g。颗粒剂，5剂，冲服，每日一剂半。

二诊：2020年12月9日。体温波动在36.9℃左右，未再上升。舌质可，舌苔稍白，脉沉。辨证治则均同前。方药用12月7日方继服14剂，每日一剂半，并嘱清淡饮食。

药后诸症消失，未再发热，病愈。

按语：小儿脾常不足，正如陈复正在《幼幼集成》中所云："若饮食失节，寒温不调，以致脾胃受伤，则水反为湿，谷反为滞。"小儿若伤于乳食，致脾胃运化失司，升降不调而成积滞，积滞郁久化热，乳食积滞，必伤脾胃，脾失健运，则生痰湿；土不生金，肺卫受损，则易感外邪。问诊得知患儿日常喜食汉堡、炸鸡、速食快餐等高热量食物，患儿舌苔白，舌边有齿痕为脾湿之象。发热起伏不定，是为热郁少阳不得发泄，肝胆受累，疏泄失职，故见口苦、心烦、发热朝轻暮重等症。《重订通俗伤寒论》中言："足少阳胆与手少阳三焦合为一经，其气化一寄于胆中以化水谷，一发于三焦以行腠理。若受湿热郁，则三焦气机不畅，胆中之相火乃炽。"故投以蒿芩清胆汤以和解少阳，清利湿热。方中青蒿、黄芩、竹茹为君，以清泻胆火；胆火炽，必犯胃而液郁为痰，以枳壳、二陈和胃化痰；以碧玉引相火下泄，茯苓渗湿热下出，则湿热得除。

（刘　娜）

医案二

患者：马某，女，13岁。2020年12月16日初诊。

现病史：患者低热反复发作1个月。上午11点及凌晨1点左右体温升高，体温波动在36.7～38.0℃。发热时身热，恶寒，头痛，咽红，在淄博当地医院、省立医院多处就诊，症状未见明显减轻。腹胀，偶有胸闷，心烦，纳差，不欲食，眠时差，小便可，大便偏稀，月经3个月未至。舌质可，舌苔白厚，脉弦滑。

辨证：湿热内蕴证。

治则：利湿化浊，清热解毒。

方药：甘露消毒丹加减。生甘草10g，豆蔻10g，藿香10g，茵陈10g，滑石10g，木通10g，石菖蒲10g，青蒿

15g，竹茹 12g，栀子 10g，川芎 10g，牛蒡子 10g。颗粒剂，7 剂，冲服，每日 1 剂。

二诊：2020 年 12 月 23 日。体温最高 37.8℃，昨日未发热，头痛、睡眠明显好转，晨起咽喉痛，大便可。舌质可，舌苔白腻，脉沉弦。辨证治则同上。方药用 12 月 16 日方改藿香为 12g、牛蒡子为 12g，加益母草 10g。颗粒剂，7 剂，冲服，每日 1 剂。

药后诸症消失，病愈。

按语：本案患者证属湿热内蕴证，湿热内蕴，脾胃之阳气被其遏制，不能宣通，气机不能通达内外，人体蒸腾之热不能发散外达，郁而发热，渐积而成阴郁之火，且成低热长久不退之势；湿热交阻，留恋气分，以致气机不利，清浊混淆，故见身热、腹胀胸闷等；湿邪不化，大肠传化失司，故大便不畅，质稀；湿热壅阻中焦，横犯阳明，里热炽盛，热不得越，则心烦；脾胃为气机升降之枢纽，湿热困扰致气机停滞，运化失司，则纳差不欲食。选方甘露消毒丹清热于湿中，渗湿于热下，湿化热清，气机畅利，则诸症可除。二诊时患者发热得到控制，病情好转，在原方基础上加大芳香化湿的力量以防病情反复，并加用益母草以调经。

（刘 娜）

儿科

147

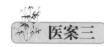 医案三

患者：刘某，女，三岁半。2020年12月24日初诊。

现病史：患儿发热1天，昨日下午至夜间体温波动在38.3～38.5℃，无汗。咳嗽，腹胀，咳嗽则矢气，大便偏干。舌质红，舌苔薄黄，脉数。

辨证：肺卫风热证。

治则：疏风解表，清热解肌。

方药：柴葛解肌汤加减。柴胡5g，葛根4g，桔梗4g，黄芩4g，白芍4g，生甘草2g，羌活5g，白芷4g，生石膏7g，大枣3g，生姜3g，连翘5g。颗粒剂，3剂，冲服，每日1剂半。

二诊：2020年12月26日。今晨体温37℃，中午体温36.6℃，咳嗽，咽不红，时打喷嚏。舌质可，舌苔薄白，脉弦。

辨证：外感风寒证。

治则：疏风散寒。

方药：荆防败毒散加减。荆芥4g，防风4g，茯苓5g，生甘草2g，枳实4g，桔梗4g，柴胡5g，白前4g，羌活5g，川芎4g，薄荷4g，白芷4g，辛夷4g，菊花4g，金银花3g，连翘5g，黄芩4g。颗粒剂，4剂，冲服，每日1剂。

药后诸症消失，病愈。

按语：小儿脏腑娇嫩，藩篱不密，卫外不固，加之寒暖不能自调，乳食不能自节，一旦调养失宜，极易为六淫外邪侵袭；且肺属娇脏，小儿肺常不足，风邪袭表，或由皮毛而入，或由口鼻内侵，致使肺系受累，肺卫郁闭，开阖失司，肺失宣肃，正邪相搏，故而致发热。加之小儿属于"纯阳之体"，受风邪侵袭之后易从阳化热，因此应当以疏风解表、清热解肌为基本治疗原则，用葛根通经活络、疏风散热以退表邪；柴胡、生石膏辛凉解肌、清肺泻火；连翘疏风解表、清热解毒。二诊时患儿已经基本不再发热，咽不红，此为热邪已除之象，患者仍有咳嗽、喷嚏，是因风邪仍在，选方荆防败毒散祛风散寒，继予4剂。

（刘　娜）

小儿哮喘

哮喘是一种小儿常见的肺系疾病，现已成为儿科常见的疾病之一，临床上主要表现为夜间和（或）清晨出现喘促气急、痰鸣咳嗽、呼吸困难，甚至不能平卧等危急症状，具有反复发作、迁延难愈的特点，相当于现代医学中支气管哮喘等范畴。其总属阳虚阴盛、本虚标实之证，本虚为阳气不足，标实为痰饮留聚，其中痰饮为肺、脾、肾三脏功能失司，水液代谢失常所成病理产物，正如《证治汇补》云："痰之本水也，源于肾；痰之动湿也，主于脾；痰之末饮也，贮于肺。"

医案

患者：于某，女，8岁。2020年6月5日初诊。

现病史：患儿咳嗽3天，加重1天，今日中午急来诊，母亲代诉3日前受凉后出现咳嗽，晨起及夜间咳喘明显，鼻塞，流清涕，纳差，眠可，大便干。舌质红，苔薄白，指纹紫，听诊双肺可闻及哮鸣音。既往有哮喘病史。

辨证：外感风寒，痰饮蕴肺证。

治则：宣肺散寒，化痰平喘降逆。

方药：射干麻黄汤加减。射干7g，炙麻黄3g，紫菀7g，款冬花7g，五味子5g，清半夏8g，浙贝母8g，桔梗8g，细辛2g，干姜4g，大枣6g，黄芩7g，莱菔子8g，甘草6g。颗粒剂，3剂，冲服，每日1剂。

二诊：2020年6月24日。哮喘未再发作，偶有咳嗽，纳眠可，二便调。舌质可，舌苔薄白，指纹略紫。欲调理以巩固疗效。方药用射干麻黄汤加减：射干80g，麻

明理辨证——于秀梅医案选

黄 40g，款冬花 80g，五味子 80g，清半夏 100g，苦杏仁 80g，浙贝母 100g，紫苏叶 80g，厚朴 80g，黄芩 70g，橘红 70g，鸡内金 80g，太子参 50g，阿胶珠 30g，蜂蜜 250g，饴糖 250g。1 剂为膏，每日 1 汤匙，含化或温水送服。

药后诸症显减，哮喘基本无发作。

按语：患儿外感风寒之邪，邪入肺经，肺失宣肃，肺气不利，引动伏痰，痰随气升，气因痰阻，痰气交阻于气道，搏击有声则咳嗽，喉中有哮鸣音。风寒袭肺，肺失宣肃故出现鼻塞、流清涕；肺与大肠相表里，痰饮郁肺，肺失宣降，津液不得下输于大肠，则大便干。用射干麻黄汤加减以宣肺散寒，降逆平喘，方中炙麻黄、细辛、干姜解表散寒，温肺化饮，宣肺平喘；射干祛痰利咽；清半夏、紫菀、款冬花温肺降逆，祛痰止咳；五味子敛肺止咳；莱菔子消食下气化痰；浙贝母、桔梗宣肺化痰；甘草、大枣调和诸药。3 剂药后，患儿哮喘得以控制，故在原方基础上稍作调整，做成膏方长期调理，巩固疗效。

（刘 娜）

注意力缺陷多动障碍

注意力缺陷多动障碍也称儿童多动症，或脑功能轻微失调综合征，是一种常见的儿童行为异常疾病。这类患儿的智力正常或基本正常，但学习、行为及情绪方面有缺陷，主要表现为注意力不集中，注意缺陷，活动过多，情绪易冲动，学习成绩普遍较差。若不干预，病情进展可能会影响孩子的生长发育，故应及时发现及时治疗。

 医案

患者：姚某，男，9岁。2021年2月5日初诊。

现病史：患儿右侧颈部不自觉抽动3个月余，挤鼻，努嘴。纳眠尚可，夜尿多，大便日1次，舌质可，舌苔稍白，脉沉弦。

辨证：脾胃积热证。

治则：清热泻脾。

方药：泻黄散加减。藿香12g，栀子10g，佩兰10g，防风10g，生石膏12g，川牛膝10g，伏龙肝20g，僵蚕10g，蝉蜕10g。颗粒剂，7剂，冲服，每日1剂。

二诊：2021年2月19日。颈部不自觉抽动减，夜尿多。舌尖红赤，舌苔薄白，脉沉。方药用2月5日方加覆盆子15g，莲子心3g。颗粒剂，14剂，冲服，每日1剂。

药后症减，效佳。

按语：小儿为纯阳之体，脏腑娇嫩，形气未充，对于儿童来说，素有脾常不足之说，随着日常生活水平的提高，儿童多喜食膨化食品、肉食、辛辣食品及巧克力等高热量的食品，这些食品容易影响脾胃运化，导致脾胃积热。脾主运化、升清，在体合肌肉，主四肢。脾胃积热瘀阻在体内，上扰清窍，内扰于心，同时影响四肢、肌肉，从而出现情志、行为等的异常。因此选用清泄脾胃积热的泻黄散进行治疗。泻黄散出自宋代钱乙的《小儿药证直诀》，曰："泻黄散，又名泻脾散，治脾热弄舌。"方用生石膏泄热除烦兼解肌；栀子苦寒可泻三焦之火及心火，且能清热利湿，凉血除烦；选用防风发越脾气，又可升散其伏火；藿香芳香醒脾、化浊；加以佩兰化湿开胃；僵蚕、蝉蜕息风止痉；伏龙肝为灶心黄土，能健脾燥湿。此方清泻与升发并用，同时防止脾虚不能抑肝。积热得泻，伏火得消，故患儿的多动诸症得以改善。二诊时加覆盆子以缩尿，患儿舌尖红赤为心火旺盛之象，选用莲子心以清泻心火。

（刘　娜）

小儿遗尿

　　小儿遗尿属于中医学"遗溺""遗尿"的范畴,《黄帝内经太素·脏腑之一·脏腑气液》最早提出"膀胱不约为遗溺",汉代张仲景《伤寒论》中提出"遗溺"的新病名:"口不仁面垢,谵语遗尿。"至此首见遗尿病名。病因分先天和后天。先天多因禀赋不足,肾气先亏;后天多因患儿失于调养,或致脾肾亏虚,失于固涩,或因火热邪气郁积体内,气化失司,水液代谢失常。故除外先天因素,后天饮食即环境因素的影响亦深重。

医案

　　患者:王某,男,7岁。2019年11月5日初诊。

　　现病史:患者遗尿,每日都有,午睡时亦出现,大便可,眠不易醒,纳可。舌质可,苔略白腻,脉略弦滑。

　　辨证:脾经积热证。

　　治则:清泄脾热。

　　方药:泻黄散加减。藿香9g,栀子7g,佩兰9g,防风7g,生石膏10g,益智仁9g,桑螵蛸15g,香附7g,生麦芽 10g。颗粒剂，7 剂，冲服，每日 1 剂。

二诊：2019 年 11 月 12 日。人未至，夜间不易醒，遗尿较前好转。方药加远志 10g、石菖蒲 10g，改栀子为 8g。7 剂，颗粒剂，开水冲服，每日 1 剂。

药后诸症消失，病愈。

按语：现代饮食多偏于辛辣油腻，嗜食偏味，人体内易形成火邪。小儿纯阳之体，易受外邪侵扰。火邪扰于脾经，则生化源头受扰，气血生化受困，脾气主升，气的作用是固护、统摄和控制体内津液等液态物质，可以防止其无故流失。故方用泻黄散泄脾经积热，方中生石膏性寒可泄热除烦；栀子苦寒可泻心、三焦之火，清热利湿，凉血除烦；防风既可发越脾气，又可升散其伏火；藿香芳香醒脾，化浊；生麦芽甘能缓脾和中，又能泻火；同时我们加用佩兰以化湿开胃。全方清泻与升发并用，同时防止脾虚不能抑肝，以及积热日久，内伤血分。诸药共用，使积热得泻，伏火得消。在泄脾经积热的同时不忘固护先天治本，《诸病源候论·小儿杂病诸候·遗尿候》中记载："遗尿者，此由膀胱虚冷，不能约于水故也。"证实了遗尿常与膀胱、肾的气化功能失，故加桑螵蛸、益智仁缩尿固涩。攻补兼施，祛邪不伤正。

（归艳荣）

儿科

155

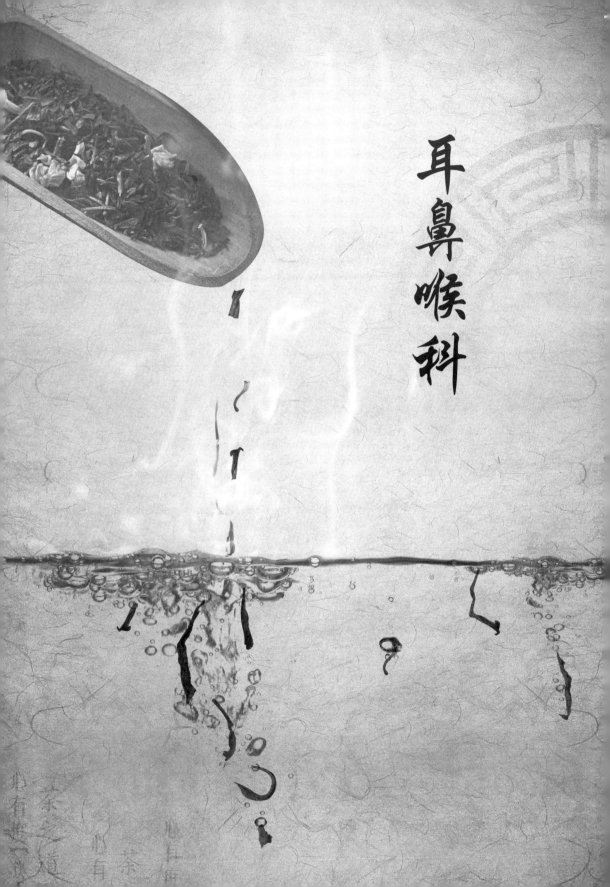

耳鼻喉科

耳鸣

耳鸣是指在外界无声源刺激或电刺激时耳内出现声音感觉的症状。耳鸣不是一种独立的疾病，许多全身和局部的疾病都可引起耳鸣，所以耳鸣的发生率较高。中医学称耳鸣为"聊啾""蝉鸣""苦鸣""耳渐鸣"等，其病因病机有虚实之分，实者多因外邪或脏腑实火上扰耳窍，抑或瘀血、痰饮蒙蔽清窍；虚者多为脏腑虚损、清窍失养所致。中医依靠其辨证论治等优势在提高耳鸣治疗的有效率及疗效等方面发挥了一定优势。

医案一

患者：赵某，男，35岁。

现病史：患者耳鸣，耳屎多，周身乏力，汗出，活动明显，口干苦，头紧，心烦，周身疼痛，纳可，眠多，二便可，阴囊潮湿。舌质可，舌体胖大，苔稍白厚，脉沉弦。

辨证：中焦湿热。

治则：清热利湿。

方药：清中化湿汤加减。清半夏10g，陈皮10g，茯苓 20g，枳实 10g，黄芩 10g，栀子 10g，远志 10g，石菖蒲 12g，川芎 12g，生龙骨 15g，生牡蛎 15g，木通 10g，淡豆豉 10g，车前子 10g。颗粒剂，7 剂，冲服，每日 1 剂。

按语：耳鸣从脾胃立论。《黄帝内经》曰："岐伯曰：胃中空则宗脉虚，虚则下溜，脉有所竭者，故耳鸣。"指出耳鸣的原因是脉有所竭、上气不足，其根本在于"胃中空"，即脾胃虚弱。李东垣《脾胃论》言："九窍者，五脏之本，五脏皆得胃气乃能通利。"说明包括耳窍在内的九窍皆依赖胃气的濡养。若脾胃功能失调，则精微不充，既不能灌溉精微于脏腑经络，同时不能滋养五官，导致耳鸣等九窍不通的病症产生。脾气升清，脾化生的营养精微上养头目，在治疗耳鸣时不忘调理脾胃，注意到脾胃功能失调及其病理产物痰湿、郁火对本病的影响，提出从肾辨治，不忘脾胃运化；气血不足，重在健脾生血；痰邪蒙窍，需健脾疏肝；外邪为患，注意夹湿夹痰。痰湿壅滞中焦，阻碍脾气运化，一是水谷精微生化无源，二是水谷精微不能充养周身，尤其是精微上承濡养不能，则耳窍失养。方选用名老中医谷越涛名方清中化湿汤加减，重在清利中焦湿热，通畅全身气机，使有形痰湿去，清阳得升。清半夏、陈皮燥湿化痰，茯苓、枳实健脾理气，黄芩、栀子清热化湿，石菖蒲化浊祛湿，木通、淡豆豉、车前子清心火除烦热，导热邪从小便去。

（归艳荣）

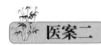 **医案二**

患者：郭某，女，37岁。

现病史：患者右耳鸣半年，纳、眠可，时恶心，时腹胀，二便可，无便黏，月经如期，血块多，多梦，心烦，腰时痛。舌质可，舌体胖大，有齿痕，苔滑，脉弦。

辨证：肝火旺盛，气逆上冲证。

治则：清肝降火理气。

方药：柴胡清肝汤加减。柴胡12g，黄芩10g，花粉10g，生地黄15g，赤芍10g，川芎12g，当归15g，连翘15g，防风10g，生甘草6g，牛蒡子15g，栀子10g。颗粒剂，4剂，开水冲服，每日1剂。

二诊：服药后症减，大便略稀。舌质可，苔略滑，脉沉弦。方药用上方改赤芍为12g、防风为12g。颗粒剂，14剂，开水冲服，每日1剂。

药后诸症消失，病愈。

按语：耳鸣辨证，当先辨虚实。耳鸣由肝经辨，则多为气机上逆或者湿热郁阻经络。《灵枢·邪气脏腑病形》篇云："十二经脉三百六十络，其血气皆上与面而走空窍……其别气走与耳而为听。"肝胆经络循行与耳密切相关，从肝论治，以复故气之运行，使肝之疏泄功能正常运行。

该患者辨证为湿热蕴结。病邪性质为湿邪，湿邪困阻阳气，阳气运行受阻，进而导致肝之疏泄，致气机郁积，气有余便是火，湿邪与火热相合形成湿热邪气。辨湿热邪气，应注重辨湿重于热或热重于湿。湿热困阻，热扰心神则表现为心烦；湿邪黏腻，扰于经络，故耳屎多、黏，浊滞于经络，导致阳气推动、气化无力，则表现为周身乏力；湿热蕴蒸，迫津外泄，则表现为汗出；湿热携胃中浊气上犯则口干、口苦，其舌体胖大，舌苔白厚，说明亦有食积之弊。对付湿热邪气，重点在于祛除湿邪，因阳气主升，湿邪祛除，清阳得升，头、目、耳窍得养。对比龙胆泻肝汤和柴胡清肝汤，前者偏于清理肝经湿热邪气，后者侧重清热行气化瘀。柴胡清肝汤源于《医宗金鉴》，由生地黄、当归、白芍、川芎、柴胡、黄芩、栀子、天花粉、防风、牛蒡子、连翘、生甘草组成，具有清肝解郁、活血消痈之效。其中柴胡、黄芩、栀子具有疏肝理气散结的作用，连翘轻清透热，可清热解毒凉血，赤芍、生地黄、天花粉清热滋阴、活血化

耳鼻喉科

161

瘀，生甘草调和诸药。其中连翘取其透热之效，其意就是将营分热邪透出气分而解，通过清泄气分热邪，使气分热势降低，气机条畅，营热外达。这样一可防止热邪损伤营分的津液，不给热邪伤阴的环境；二可防止苦寒清热之品，在营分祛邪时，苦燥伤阴，寒凉遏邪，正所谓"阳盛则阴衰，泻阳则阴得安其位……泻阳之有余，即所以补阴之不足。"

（归艳荣）

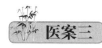 **医案三**

患者：赵某，女，54 岁。2020 年 12 月 29 日初诊。

现病史：患者耳鸣、失眠 3 天，头晕，手心汗出，大便不畅，纳食可。舌质淡红，舌苔薄白，脉细弦。

辨证：中焦湿热证。

治则：燥湿化痰，清热散结，养血安神。

方药：清中化湿汤合酸枣仁汤加减。清半夏 10g，陈皮 10g，茯苓 15g，生甘草 6g，鸡内金 10g，合欢花 30g，酸枣仁 30g，青蒿 15g，川芎 12g，香附 10g，苏子 15g，杏仁 10g。颗粒剂，7 剂，冲服，每日 1 剂。

药后诸症消失，病愈。

按语：耳鸣有虚实之分，实者多因外邪或脏腑实火上扰耳窍，抑或瘀血、痰饮蒙蔽清窍；虚者多为脏腑虚损，清窍失养所致。一般来说，起病急，病程短者以实证为多见；起病缓慢，病程较长者，以虚证为多见。本案患者痰湿郁结，蒙蔽清窍，故耳鸣；湿热中阻，迫津外泄，故手心汗出；痰湿中阻，气机不利，故大便不畅；痰湿阻滞气机，清阳不升，故头晕；肝血不足，心失所养，魂不守舍，加之湿热内扰，故虚烦不寐；脉细弦亦为血虚肝旺之征。故予清中化湿汤以燥湿化痰，清热散结，予酸枣仁汤以养血安神，清热除烦。加杏仁、苏子润肠通便，加合欢花解郁安神，加青蒿清虚热，加香附疏肝解郁、理气宽中。

（孟凡东）

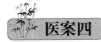
医案四

患者：崔某，男，30岁。2020年10月27日初诊。

现病史：患者耳鸣、头痛，睡眠差，纳食可，二便可。舌质淡红，舌体胖大有齿痕，脉沉弦。血压140/90mmHg。

辨证：肝阳偏亢，肝风上扰证。

治则：平肝息风，清热活血，补益肝肾。

方药：天麻钩藤饮加减。天麻10g，钩藤30g，石决明 30g，杜仲 10g，乌梅 10g，牛膝 20g，桑寄生 15g，栀子 10g，黄芩 10g，益母草 15g，茯神 20g，夏枯草 15g。颗粒剂，7 剂，冲服，每日 1 剂。

药后诸症消失，病愈。

按语：本案患者肝阳偏亢，风阳上扰，故头痛；肝火循经上扰耳窍，故耳鸣；肝阳有余，化热扰心，故心神不安，失眠多梦；患者痰湿体质，故见舌体胖大，有齿痕；脉沉弦亦为肝郁气滞之象。故治当以平肝息风，清热活血，补益肝肾，予天麻钩藤饮加减治疗。天麻、钩藤平肝息风，石决明平肝潜阳，除热明目，牛膝引血下行，补益肝肾，活血利水，杜仲、桑寄生补益肝肾，栀子、黄芩清肝降火，以折其亢阳，益母草合牛膝活血利水，以利平降肝阳，茯神宁心安神，加夏枯草清肝泻火，加乌梅生津止烦渴。诸药合用，共奏平肝息风、清热活血、补益肝肾之功。

（孟凡东）

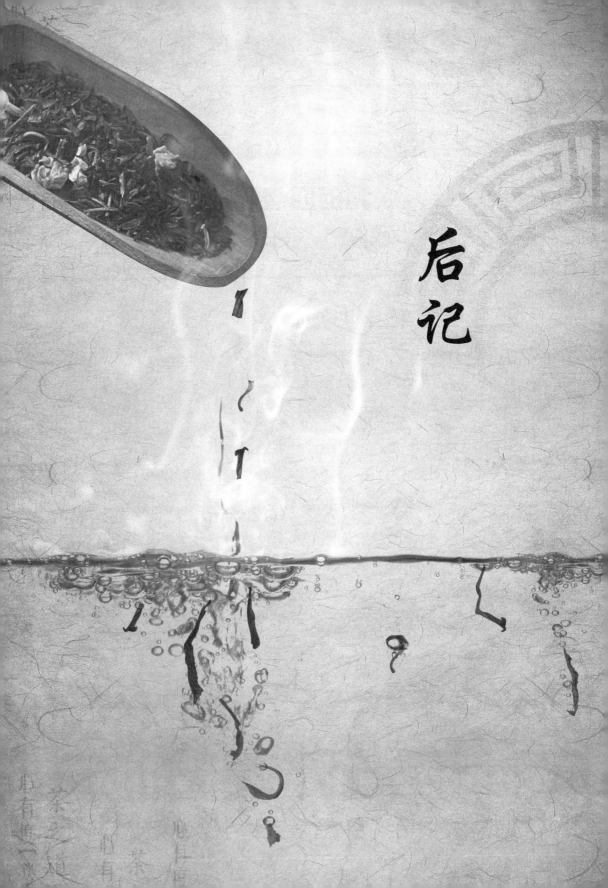

后记

我的四点要求

　　我和老伴、两个儿子、两个儿媳，都毕业于山东中医药大学，孙辈也已迈进爷爷、奶奶、父亲、母亲的母校。志同道合使我们全家相聚在祖国医学这块宝地上，为传承祖国医学，不懈地进行努力，把接力棒一代一代传下去。

　　我对儿孙们的要求是：

　　一、走对中医路，做个真中医。

　　二、做明医，不做徒有虚名的"名医"。

　　三、用最少的药味、最小的剂量、最便宜的药物，达到最高、最快的疗效（即被大家概括为"五个最"）。

　　四、检验你是否做到前三条的标准是：把别人没治好的病，治好！

　　秀梅总结的这些资料，正是对她是否做到这四条的一个检验，请读者评定吧。

父亲　谷越涛

2021 年 8 月 7 日于聊城市中医医院中和堂书斋